MONOGRAPHIEN AUS DEM GESAMTGEBIETE DER NEUROLOGIE UND PSYCHIATRIE
HERAUSGEGEBEN VON
H. W. GRUHLE-BONN / H. SPATZ-GIESSEN / P. VOGEL-HEIDELBERG
HEFT 74

# DIE METHYLALKOHOL-VERGIFTUNG

## MIT BESONDERER BERÜCKSICHTIGUNG NEUARTIGER HIRNBEFUNDE

VON

**DR. MED. HANS ORTHNER**
PRIVATDOZENT AN DER UNIVERSITÄT GÖTTINGEN
MITARBEITER DES MAX-PLANCK-INSTITUTS FÜR HIRNFORSCHUNG GIESSEN

MIT 24 ABBILDUNGEN

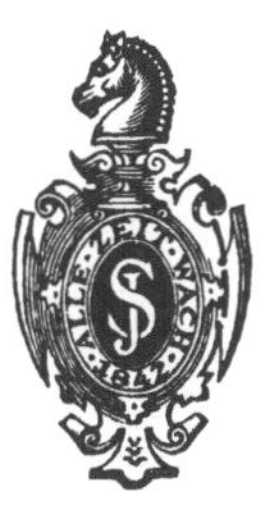

SPRINGER-VERLAG BERLIN HEIDELBERG GMBH
1950

URSPRÜNGLICH ERSCHIENEN BEI SPRINGER-VERLAG OHG., BERLIN / GÖTTINGEN / HEIDELBERG. 1950

ISBN 978-3-540-01484-3 ISBN 978-3-662-11516-9 (eBook)
DOI 10.1007/978-3-662-11516-9

HERRN

HOFRAT PROFESSOR DR. KARL MEIXNER, INNSBRUCK

ZUM 70. GEBURTSTAG

IN DANKBARKEIT GEWIDMET

DR. H. ORTHNER

# Vorwort.

Die Methylalkoholvergiftung, die eine so große Anzahl praktisch und theoretisch wichtiger Probleme birgt und die nicht nur in Zeiten der Äthylalkoholverknappung eine Rolle spielt, ist in neuerer Zeit noch nicht monographisch dargestellt worden. Der Verfasser der vorliegenden Monographie, Dozent Dr. HANS ORTHNER, ist durch die Entdeckung eines Hirnbefundes bei der Methylalkoholvergiftung hervorgetreten, welcher zunächst das Interesse aller Neurologen verdient. Die *symmetrische Putamennekrose* ist nach allem, was wir bisher wissen, für die Methylalkoholvergiftung im selben Ausmaß spezifisch, wie die bekannte Pallidumnekrose für die Kohlenoxydvergiftung. Dies hat eine praktische Bedeutung für die Diagnose, wenn auch – in beiden Fällen – der Wert dadurch eingeengt wird, daß die Entstehung der Veränderung, für welche die Bezeichnung „Nekrose" üblich ist, bemerkenswerterweise stets eine gewisse Überlebensdauer des Organismus zur Voraussetzung hat; immerhin war die Putamennekrose in ORTHNERS Obduktionsgut von 124 Fällen tödlicher Methylalkoholvergiftung bei einem Drittel nachweisbar. Theoretisch ist dieser Hirnbefund, wie man ihn auch deuten mag, zweifellos von dem größten Interesse, zumal das Vorkommen solcher spezifischer Veränderungen in der Neuropathologie nicht häufig ist. Über entsprechend klinisch-neurologische Symptome bei länger Überlebenden ist bisher noch wenig bekannt.

Wenn auch dieser neue pathologisch-anatomische Befund am Gehirn, der durch Feststellungen über Veränderungen an der Leber und anderen Organen ergänzt wird, das Hauptstück der Monographie darstellt, so wird der Verfasser, der sich seit Jahren mit den Problemen der Methylalkoholvergiftung befaßt hat, doch durchaus auch den anderen Seiten gerecht. *Neben dem Neurologen und Neuropathologen wird der Psychiater, der Ophthalmologe, der Toxikologe und der Gerichtsmediziner hier nicht nur eine Übersicht über die Literatur, sondern auch manche neue Erfahrung und Auffassung finden.*

Zum Schlusse werden Anregungen zu weiteren Untersuchungen, auch auf experimentellem Gebiet, gegeben und Vorschläge zur Therapie und Prophylaxe gemacht. Es wird auf den tückischen Charakter des Giftes hingewiesen, das sich weder durch Geruch, noch durch Geschmack genügend verrät und das eine tödliche Wirkung haben kann bei Mengen, die keineswegs zu schwerer Trunkenheit führen. Es ist nicht so, daß nur gewohnheitsmäßige Trinker gefährdet sind, und die Mehrzahl der Methylalkoholgeschädigten sind keine Alkoholsüchtigen.

**H. SPATZ.**

Direktor des Max-Planck Instituts für Hirnforschung.

# Inhaltsverzeichnis.

# I. Einleitung.

Die Zahl der Todesfälle durch Genuß von Methylalkohol hat in den letzten Jahren stark zugenommen. Während in früheren Jahrzehnten wenigstens in Europa nur gelegentlich Massenvergiftungen die Aufmerksamkeit der Öffentlichkeit auf sich zogen und zu mehreren vielerwähnten Erörterungen und Untersuchungen Anlaß gaben, gehörte in den letzten Kriegsjahren und der Zeit unmittelbar nach Kriegsende die Methylalkoholleiche in allen größeren Prosekturen beinahe zu den Alltäglichkeiten. Im Berliner Universitätsinstitut für gerichtliche Medizin (Direktor Professor MÜLLER-HESS), dessen Leichengut der vorliegenden Arbeit hauptsächlich zugrunde liegt, stand während des Krieges der Methylalkohol als Todesursache unter den Giften, die versehentlich, d. h. ohne Mord- oder Selbstmordabsicht, eingenommen wurden, weitaus an der Spitze. Die Kohlenoxydvergiftung war zwar noch häufiger, sie beruht aber zum Unterschied von der Methylalkoholvergiftung fast immer auf Selbstmord. Soweit wir die Lage überblicken können, ist in den großen Städten auch jetzt noch die Bedeutung des Methylalkohols als Ursache eines unfreiwilligen Todes erheblich.

Methylalkohol wird sehr vielseitig technisch verwendet, z. B. in der Farbenindustrie, bei zahlreichen chemisch-technischen Arbeitsgängen und bei der Herstellung von chemischen Zwischenprodukten. Auch ist er in den letzten zehn Jahren noch weitgehender als früher als technisches Lösungsmittel an die Stelle des streng bewirtschafteten und hoch versteuerten Äthylalkohols getreten. Dadurch wurde er einem immer größeren Menschenkreis zugänglich. Hierzu kommt noch ein Umstand, der vom Standpunkt der Volksgesundheit unbedingte Beachtung verdient, da in ihm die starke Zunahme der Vergiftungsfälle zu suchen ist.

Es handelt sich um folgendes: Früher wurde der technisch verwendete Methylalkohol fast ausschließlich durch trockene Holzdestillation gewonnen. Das Rohprodukt, Holzgeist genannt, enthielt nur etwa 90% Methylalkohol, daneben Aceton, andere Ketone, Pyridine usw. Von diesen Verunreinigungen rührt der widerliche Geruch und Geschmack her, der eine Verwendung des Methylalkohols in dieser Zusammensetzung zur Verfälschung oder gar Herstellung von alkoholischen Getränken meist verhindert. Nur ganz abgehärtete Trinker können darauf verfallen, diese widerlich riechende Flüssigkeit zu sich zu nehmen. Deshalb wird Holzgeist, also verunreinigter Methylalkohol, auch heute noch als Vergällungsmittel des Äthylalkohols bei der Herstellung von Brennspiritus[1] verwendet. In

[1] Nach einer Bereitungsvorschrift für Brennspiritus muß dem Weingeist eine Mischung von 9 Teilen rohem Holzgeist und 1 Teil Pyridinbasen in einer Menge von 2% zugesetzt werden. Andere Vergällungsgemische enthalten noch weniger Methylalkohol (BÜTTNER).

Der synthetisch dargestellte Methylalkohol dagegen wäre zur Vergällung natürlich völlig ungeeignet, da er, wie weiter dargelegt werden soll, keineswegs widerliche Geruchs- und Geder Erzeugung des Methylalkohols hat sich in der Zeit vor dem zweiten Weltkrieg ein Wandel vollzogen, nachdem die Synthese von reinem Methylalkohol aus Kohlenoxyd und Wasserstoff unter Anwendung des HABER-BOSCH-Verfahrens 1923 in den I.G. Farbenindustrie-Werken gelungen war. Auch das technisch verwendete Produkt wird nunmehr größtenteils nicht durch Holzdestillation, sondern auf synthetischem Wege erzeugt und gelangt als Methanol in großen Mengen praktisch verunreinigungsfrei in den Handel. Wir konnten wiederholt feststellen, daß auch „Fachleute" den Unterschied zwischen reinem Methylalkohol und Äthylalkohol am Geschmack nicht erkennen können[1]. Ein kleiner Unterschied des Geruchs ist wohl vorhanden. Der Methylalkohol riecht milder, weicher, nicht so kräftig „herzhaft" wie Äthylalkohol. Ein mit Methylalkohol hergestellter „Cognac" wurde als „ölig" bezeichnet, eine Eigenschaft, die besonders an französischen Branntweinen bester Qualität geschätzt wird. Manche Menschen empfinden den Geruch des Methylalkohols als „fade", „lasch", andere wieder als „lieblich", niemals aber als abstoßend oder widerlich. Wird der Methylalkohol zur Likörbereitung mit Essenzen oder mit Äthylalkohol gemischt, so bleibt der Geruchs- und Geschmacksunterschied vollends verdeckt. Nur wenn er Verunreinigungen enthält, kann der Geruch an Brennspiritus erinnern.

*In dieser Ähnlichkeit von Geruch und Geschmack zwischen den beiden Alkoholen liegt eine große Gefahr, da sich heute große Mengen reinen Methylalkohols für technische Zwecke im Umlauf befinden.* Trotz der Sicherheitsvorschriften gelangen durch Diebstähle immer wieder Bestände aus Lagern in Bahnhöfen und Betrieben in den Schwarzhandel. Dementsprechend reißt in den Großstädten der Strom der durch Methylalkohol tödlich Verunglückten oder schwer geschädigten Personen seit längerer Zeit nicht mehr ab. *Heute ist es so, daß keineswegs nur gewohnheitsmäßige Trinker an Methylalkoholvergiftung erkranken. Die Mehrzahl der Methylalkoholgeschädigten sind, wie wohl noch nicht genügend bekannt ist, keine Süchtigen.*

---

schmacksqualitäten aufweist. Natürlich gab und gibt es Brennspiritustrinker. Der verhältnismäßig geringe Gehalt des Brennspiritus an Methylalkohol verhindert jedoch eine akute Methylalkoholvergiftung.

Ein alter Trinker, den ich psychiatrisch zu begutachten hatte, hat mir seinerzeit seine „Erfahrung" wie folgt mitgeteilt: Wenn ein „Sprit" einen angenehmen, gefälligen Geruch hat, müsse man vorsichtig sein, denn dann könne er Gift enthalten. Ist der Geruch aber stark stinkend, dann könne man ihn, mit Bier oder Wein vermischt, bedenkenlos trinken. Den im Schwarzhandel erhältlichen „feinriechenden Sprit", der tatsächlich oft aus reinem Methylalkohol bestand, rührte er folgerichtig nicht an, sondern er hielt sich an ebenfalls schwarz gehamsterten Brennspiritus.

[1] Über einen Chemiker, der zusammen mit zehn anderen Personen durch Methylalkohol ums Leben gekommen ist, da er bei der chemischen Analyse des Getränkes offenbar einen Fehler begangen hatte, berichtete erst kürzlich SCHEUNEMANN.

# II. Literaturübersicht.

Das hier zusammengetragene Schrifttum erhebt nicht den Anspruch auf Vollständigkeit. Es wurde lediglich angestrebt, die Entwicklung der Ansichten über die Vergiftung an Hand der wichtigsten kasuistischen und experimentellen Veröffentlichungen darzulegen.

## A. Kasuistik und anatomische Befunde.

Der erste Bericht über eine Methylalkoholvergiftung dürfte von dem französischen Gefängnisarzt VIGER stammen. Bei ihm meldete sich am 31. Januar 1876 ein kräftiger Gefangener von 36 Jahren und klagte über heftige Kopf- und Magenschmerzen. Kurze Zeit darauf verfiel er in einen komatösen Zustand. VIGER beobachtete vor dem in der gleichen Nacht erfolgten Tod stark erweiterte Pupillen. Ein zweiter Gefangener, der vom gleichen Alkohol getrunken hatte, erkrankte an Delirium, wonach eine Woche lang völlige Blindheit auftrat. Nach vorübergehender Besserung erfolgte totale Amaurose. Eine 2 Jahre später vorgenommene Augenspiegelung ergab „die Opticusscheiben schneeweiß, ihre Siebplatten nicht sichtbar, ihre Umrandung ganz scharf, die Netzhautgefäße nicht sichtlich verschmälert, kurz, das Bild einer abgelaufenen, doppelseitigen Neuritis optica".

Offenbar durch die Prohibition begünstigt, häuften sich gegen Ende des vorigen Jahrhunderts die Vergiftungen in Amerika, seitdem Methylalkohol für technische Zwecke als sog. „Columbian-Spirit" in den Handel gekommen war. Die eigenartige Prädilektion für das Sehorgan lenkte vor allem das Interesse der Augenärzte auf die Krankheit. Im amerikanischen ophthalmologischen Schrifttum wird seit 1896 über zahlreiche Methylalkoholvergiftungsfälle berichtet. 1899 weist GIFFORD bereits auf die Forderung FOSTERs hin, daß Methylalkohol mit der Aufschrift „Gift!" versehen werden müsse. 1904 beschrieben WOOD und BULLER in einer zusammenfassenden Arbeit 82 Todesfälle und 90 Fälle von Erblindungen durch Trinken von Methylalkohol, ferner 8 Fälle von Blindheit durch Einatmen von Methylalkoholdämpfen. Bei der Zusammenstellung der bisherigen Literatur zählen sie 153 Erblindungen (davon 10 durch äußere Einwirkung des Methylalkohols) und mindestens 122 Todesfälle. Die Gesamtheit der seit Einführung des Columbian-Spirit vorgekommenen Erblindungs- und Todesfälle wird auf 400 geschätzt.

1904 starben im Baltikum nach dem Genuß von „Kuntzenbalsam" – einem Gemisch von allerlei pflanzlichen Extrakten und Ölen mit Äthylalkohol, in diesem Falle mit Methylalkohol – von 18 Männern 15. Bei 2 der 3 Überlebenden traten starke Sehstörungen auf. Im ganzen waren damals aus Rußland etwa 80 Methylalkoholvergiftungsfälle bekannt (STRÖHMBERG).

1907 berichtete GIFFORD über weitere Fälle aus Amerika, darunter die 11. Erblindung durch Einatmen von Methylalkoholdämpfen. Im gleichen Jahr werden von LOEWENTHAL 24 Erblindungsfälle aus Rußland gemeldet. Über 300 Fälle von Sehschwäche, Erblindung und Tod durch Holzgeist seien damals insgesamt schon veröffentlicht gewesen.

1909 starben in Ungarn 70 Personen durch eine Massenvergiftung, 10 der Überlebenden erblindeten (GROSZ).

Während in der Folgezeit in Rußland und Amerika immer wieder Vergiftungen auftraten, blieb das Krankheitsbild in Deutschland bis zum Jahre 1912 weiterhin unbekannt. Nur KUHNT berichtete 1899 aus Memel über einen Todes- und einen vorübergehenden Erblindungsfall durch Methylalkohol.

Tierexperimentell befaßte sich HOLDEN in New York 1900 erstmalig mit der Frage der Methylalkoholamblyopie. Er führte einem gesunden Hund in Chloroformnarkose 50 ccm Methylalkohol mit der gleichen Menge Wassers verdünnt in den Magen ein. Das Tier magerte ab, seine Hornhäute trübten sich, und es starb 16 Tage nach der Vergiftung. Die anatomische Untersuchung ergab zahlreiche Blutungen in den Hirn- und Rückenmarkshäuten. Die Ganglienzellen der Netzhaut waren im NISSL-Präparat degeneriert und ein Teil der Sehnerven zeigte Markfaserzerfall.

1901 und 1902 veröffentlichte BIRCH-HIRSCHFELD aus Leipzig die Ergebnisse seiner umfangreichen Versuche an Kaninchen, Hühnern, Affen und Hunden. Sämtliche Tiere, die zwischen 5 und 25 Tagen nach Beginn der täglichen Giftdarreichungen starben, waren im Laufe der Vergiftung amblyopisch geworden. In mit Thionin-Erythrosin, Hämatoxylin-Eosin, Toluidin-Blau und mit der NISSL-Originalmethode gefärbten Schnittpräparaten von der Netzhaut wies BIRCH-HIRSCHFELD als regelmäßigen Befund ausgesprochene Zerfallserscheinungen an den Ganglienzellen der Netzhaut nach. Erkrankte Ganglienzellen waren neben gesunden über die ganze Netzhaut verstreut. Am Sehnerv sah er zunächst nur bei einem Kaninchen am 14. Tage nach Vergiftungsbeginn bei MARCHI-Behandlung initiale Degeneration eines temporalen keilförmigen Querschnittsbezirkes. Die übrigen Hühner und Kaninchen boten keine histologischen Sehnervenveränderungen. BIRCH-HIRSCHFELD sah deshalb die Sehnervendegeneration als sekundär an. Erst der Befund an einem Affen, der in 11 Tagen 56 ccm Methylalkohol bekommen hatte und in der Agonie getötet worden war, belehrte ihn, daß die Opticuserkrankung selbständiger Natur sein kann. Es zeigte sich nämlich sehr deutlich das histologische Bild einer sogenannten Neuritis optica retrobulbaris. Infiltrative Prozesse fehlten vollkommen. Auch die Gliakerne fand BIRCH-HIRSCHFELD nicht vermehrt. Es bestand ein Ödem, das seiner Meinung nach aber die Degeneration nicht allein verursachen konnte. BIRCH-HIRSCHFELD nahm auf Grund seiner sorgfältigen Untersuchungen als Pathogenese der Methylalkohol-Amblyopie eine (häufig ausschließliche) Schädigung der Ganglienzellschicht der Netzhaut an, der sich im weiteren Verlauf eine sekundäre Degeneration des Sehnervs anschließen könne. Außerdem käme es aber manchmal primär zu einer sog. akuten Neuritis optica retrobulbaris, deren Hauptsymptom in einem ausgedehnten partiellen Zerfall der Nervenfasern bestehe, zu dem sich Erscheinungen von seiten des Gefäß- und Lymphsystems hinzugesellen können, während Septensystem und Neuroglia nur sekundär beteiligt seien und zellige Infiltrationen am Sehnerv fehlen.

FRIEDENWALD in Baltimore experimentierte um die gleiche Zeit an Kaninchen und kam zu dem Schluß, daß das Gift primär den nervösen Apparat der Netzhaut zerstöre und der Nervusopticus nur sekundär erkranke.

In den Weihnachtstagen 1911 ereignete sich im Berliner Obdachlosenasyl eine Massenvergiftung, bei der von etwa 100 schwervergifteten Personen 58 starben. Unter den Überlebenden gab es 5 totale Erblindungen. Das vor allem von STADELMANN genauer beschriebene Krankheitsbild stimmt mit seiner typischen Latenzzeit, dem Lufthunger, den Schmerzen im Epigastrium, den Erblindungen und der plötzlichen Atemlähmung durchaus mit den von den Amerikanern gegebenen Darstellungen und mit unseren, später zu besprechenden Erfahrungen überein. Da die Vergiftung in Deutschland noch fast unbekannt war, wurden zunächst Fehldiagnosen gestellt. Man dachte insbesondere an Botulismus. Schließlich führte aber die chemische Untersuchung auf die richtige Spur. Es ergab sich, daß in verschiedenen Kneipen an die Obdachlosen methylalkoholhaltige Getränke ausgeschänkt worden waren.

Die anatomischen Untersuchungen erfolgten durch MAX BIELSCHOWSKY, BUERGER, P. FRAENKEL, L. PICK und F. STRASSMANN. Übereinstimmend berichten sie über starke Hautrötungen der Leichen, besonders im Gesicht und den Bindehäuten. Es bestand eine gewaltige Hyperämie der inneren Organe, ganz überwiegend der Schädel- und Brusthöhle. Die akute Tracheitis und Bronchitis deutete FRAENKEL als eine Ausscheidungserscheinung des Giftes, denn der Kehlkopf war durchweg frei, während die Reizerscheinungen in den Bronchien stärker waren als in der Luftröhre. Die Bauchorgane waren nach FRAENKEL weniger hyperämisch. Die Milz war meist klein, der Darm, besonders der Dickdarm, zusammengezogen, der Unterleib kahnförmig eingezogen. Im Magen fand er eine bräunliche, neutral bis schwachsauer riechende Flüssigkeit, in tieferen Darmabschnitten oft Blut, im Dickdarm eine akute Schleimhautentzündung mit punktförmigen Blutungen. In einigen Fällen war auch die Blasenschleimhaut hyperämisch und geschwollen. FRAENKEL betont, daß fast gar keine Zeichen chronischen Alkoholismus, wie Fettleber, Cirrhosen, Schrumpfnieren festzustellen waren, nur hier und da, dem jeweiligen Alter der Verunglückten entsprechend, geringere oder stärkere Arteriosklerosen.

In der gewöhnlich sehr ödematösen Pia sah FRAENKEL gelegentlich Blutungen, von denen er betont, daß sie vitale bzw. agonale Vorgänge darstellen müßten. BÜRGER vom Berliner Gerichtsmedizinischen Institut sah in drei von ihm untersuchten Fällen zahlreiche Blutungen in der Brücke und im verlängerten Mark, im übrigen Gehirn nur vereinzelt. Es handelt sich bei mikroskopischer Betrachtung um bald größere, bald kleinere Blutungen in fast allen Schnitten durch Brücke und verlängertes Mark, die meist um kleinere und größere Gefäße, gelegentlich aber auch um Capillaren lagen. In der Umgebung der Blutungen glaubte er degenerative Erscheinungen zu bemerken, und zwar „zahlreiche Körnchenkugeln und Corpora amylacea". Wurden Gehirnpräparate mit Sudan III gefärbt, so sah man deutlich massenhaft lipoide Stoffe an den Gefäßendothelzellen auftreten, die sich vielfach „wie eine dicke Kruste um das Gefäßrohr herumlegten". BÜRGER weist auf die Tierversuche RÜHLEs hin, welcher an zwei mit Methylalkohol vergifteten Hunden ebenfalls mikroskopisch kleine Blutungen im unteren Hirnstamm, und zwar im Nucleus masticatorius des N. trigeminus, an den Vestibulariswurzeln, in den motorischen Vaguskernen, in geringerem Ausmaß auch im Rückenmark, nie dagegen in Rinde und Mark der Hemisphären bemerkt hatte. R. beobachtete selten Lymphocyteninfiltrate, dagegen „lipoide Stoffe in den Gefäßwandzellen und kleine halbkugelige Ansammlungen lipoider Substanzen in den Gliazellen". BÜRGER glaubte, daß den Blutungen im verlängerten Mark eine diagnostische Bedeutung sowie eine Bedeutung für das Zustandekommen des plötzlichen Todes zukomme.

Am eingehendsten durchforschten LUDWIG PICK und MAX BIELSCHOWSKY das Zentralnervensystem und das Sehorgan von drei der verunglückten Asylisten im Alter von 32, 37 und 43 Jahren, bei denen eine ziemlich rasch nach dem Tode erfolgte Obduktion für die histologische Untersuchung günstige Bedingungen schuf. Die mit der NISSL- und BIELSCHOWSKY-methode bearbeiteten Netzhautschnitte ergaben bei allen drei Fällen gleichartige, nur gradmäßig differierende Befunde: Es fand sich eine zentrale Chromatolyse der Ganglienzellen der Netzhaut, deren Kerne sich dunkler färbten, eine Menge dicht beieinander liegender Körnchen umschlossen und häufig geschrumpfte, zackige Randkonturen hatten. Das Kernkörperchen war meist in die äußerste Peripherie des Kernes gerückt. Auch der Kern selbst war exzessiv randständig, förmlich an den Rand „gedrückt". Im Silberpräparat sah man Umwandlung des intracellulären Fibrillennetzes in ein feinkörniges Material. Viele Zellen waren fortsatzlose Kugeln geworden. Die Veränderungen im retrobulbären Sehnervenabschnitt waren im Vergleich zu denen der Netzhaut geringfügig. Nur an einzelnen Markscheiden sah man einen feinkörnigen, fettigen Zerfall, auch in der Adventitia mancher Blutgefäße Fettkörnchen, aber keine besondere Querschnittsprädilektion. Vergleichspräparate belehrten die Autoren, daß unter normalen Verhältnissen Fettansammlungen in diesem Ausmaße niemals vorhanden sind. Fibrillenfärbungen zeigten Auftreibungen an den Achsenzylindern und Detritusansammlungen in der Nachbarschaft der Blutgefäße. Die Gliazellen boten die ersten Zeichen einer Reaktion auf zerfallendes Parenchym: Breitere Protoplasmasäume mit feingranuliertem Inhalt, breitere Fortsätze. Im übrigen Zentralnervensystem fanden sich nur geringfügige Ganglienzellveränderungen im Sinne der Schwellung und Chromatolyse ohne besondere Prädilektion. Im ganzen ergab sich eine gute Kongruenz der Veränderungen mit den experimentellen Erfahrungen BIRCH-HIRSCHFELDS: Immer erkranken zuerst und am schwersten die retinalen Ganglienzellen, dann die innere Körnerschicht und noch weniger das Neuroepithel. Bei fortgeschrittenen Affektionen entstehen, wohl durch Ödem, Lücken in der feingranulierten und der Nervenfaserschicht. Stets fehlen entzündliche Zeichen. Auch hinsichtlich des Verhältnisses der Retina- und Opticusveränderungen stimmt BIELSCHOWSKY BIRCH-HIRSCHFELD bei, daß beide Teile primär erkranken.

110 Vergiftungsfälle wurden nach GOLDFLAM in den ersten Kriegsmonaten 1914 in Warschau beobachtet. Weitere Massenvergiftungen ereigneten sich nach REZNIKOW 1915 und 1916 in Rußland und 1922 in Konstantinopel.

1915 berichtete W. UHTHOFF über 200 Männer, die versehentlich Methylalkohol statt Schnaps getrunken hatten. 50 davon erkrankten an schweren allgemeinen Intoxikationserscheinungen und von diesen 50 starben 12. Zwei Gewohnheitstrinker blieben trotz erheblichen Methylalkoholgenusses gesund. Hochgradigere Sehstörungen bzw. Erblindungen traten bei den 38 Überlebenden zweimal auf, leichtere Sehstörungen mit relativ kleineren zentralen

Farbenskotomen sechsmal und subjektive vorübergehende Sehstörungen bei normalem ophtalmologischem Befund in fast allen übrigen Fällen.

1916 zählte BIRCH-HIRSCHFELD eine Kasuistik von 235 Fällen einer Methylalkoholamblyopie. Seine 1901 erhobenen experimentellen Befunde waren inzwischen von KASASS (1903), TYSON und SCHÖNBERG nachgeprüft und bestätigt worden. Ob die retinalen Veränderungen die Folge einer Schädigung des Nervenstammes sind oder auf direkter Giftwirkung beruhen, glaubte BIRCH-HIRSCHFELD auf Grund seiner Erfahrungen nicht entscheiden zu können. „Die in pathogenetischer Hinsicht interessanteste Frage betrifft die Ursache des zentralen Skotoms, dessen geradezu konstanten Nachweis auch in den leichteren Fällen eine besondere Affinität des Giftes zu den Nervenzellen der Fovea oder ihrer Fasern annehmen läßt. Die bisher vorliegenden anatomischen Befunde bieten hierfür keine genügende Erklärung. Bei einer anderen Intoxikationsamblyopie, der Atoxylamaurose, die klinisch zu der Methylalkoholamaurose insofern einen Gegensatz bildet, als bei ihr der zentrale Visus bis zuletzt verschont bleibt, fand ich bei anatomischer Untersuchung eines menschlichen Bulbus die Zapfenzappeln der Netzhaut relativ intakt, bei hochgradiger Degeneration der Stäbchenkörner. Dies legt die Vermutung nahe, daß der Methylalkohol ebenso wie die anderen Gifte, die ein zentrales Skotom hervorrufen (Äthylalkohol, Nicotin, Schwefelkohlenstoff, Blei, Thyreoidin), die Netzhautapfen eher und stärker angreifen als die Stäbchen. Bei dieser Annahme, die auf einem Analogieschluß, nicht auf anatomisch gesicherten Tatsachen fußt, würde sich nicht nur der Charakter der Veränderungen, sondern auch die Lokalisation der Giftwirkung am Auge gut erklären lassen."

Bemerkenswert rote Totenflecke bei Methylalkoholleichen waren schon früheren Obduzenten aufgefallen (STRÖHMBERG, BÜRGER nach HOFFMANN und HABERDA). 1919 obduzierte CURSCHMANN die Leiche eines Mannes, der $2^1/_2$ Tage nach Alkoholgenuß und nach typischem Krankheitsverlauf verstorben war. Er konnte im Leichenblut Kohlenoxyd nachweisen und warf die Frage auf, ob nicht Kohlenoxyd als Zersetzungsprodukt des Methylalkohols im Körper entstehe. (Ob neben den auffallend roten Totenflecken etwa auch Veränderungen an den Linsenkernen vorhanden waren, ist nicht angegeben.) FUJIWARA überprüfte dann 1921 im Berliner Gerichtsmedizinischen Institut diese Angabe experimentell. Er fand, daß bei Hunden, die so große Mengen Methylalkohol erhielten, daß sie nach wenigen Tagen eingingen, kein Kohlenoxyd im Blut entsteht, und lehnte deshalb eine Wirkung des Methylalkohols über eine Kohlenoxydentstehung im Körper ab.

KEFERSTEIN beschrieb pial und subdural ausgedehnte Blutungen, „ein Bild, das in gewisser Weise an Kohlenoxydvergiftung erinnerte".

1921 berichteten JAFFE und STERNBERG, daß der anatomische Befund an acht während des Krieges in Wien obduzierten Methylalkoholleichen durchweg negativ gewesen sei.

In Finnland hatten nach dem totalen Alkoholverbot im Jahre 1917 die Holzgeistvergiftungen stark zugenommen. ROSTEDT brachte 1921 eine Statistik über 60 Fälle, von denen etwa 50% einen Ausgang in völlige Blindheit zeigten, während die übrigen Erkrankten mehr oder weniger amblyopisch geworden waren.

Für Amerika betont ZIEGLER 1921, daß durch die Alkoholprohibitionsgesetzgebung die Gefahr der Methylalkoholvergiftung stark gewachsen sei.

Eine 70jährige Frau trank in Selbstmordabsicht ein Glas Methylalkohol, starb aber erst 5 Tage darauf. Die Leiche bot neben Cyanose akute parenchymatöse Nephritis, trübe Schwellung von Herz und Leber und Bronchopneumonien. In den Leichengeweben konnte noch Methylalkohol nachgewiesen werden (RABINOWITSCH).

In Hamburg tranken 1922 zahlreiche Hafenarbeiter von dem Inhalt eines aus New York ankommenden leckgewordenen Fasses Methylalkohol. Viele erkrankten schwer, 10 sind gestorben (REIF).

ELEONSKAJA untersuchte 1925 die anatomischen Veränderungen des N. opticus bei einem Fall von chronischer Vergiftung mit Holzgeist enthaltenden Flüssigkeiten. Verf. fand eine Degeneration des papillomaculären Bündels und peripherer Teile des Sehnerven.

WEESE experimentierte 1926 an weißen Mäusen. 9 bis 18 täglich wiederholte Narkosen mit Methylalkoholdämpfen führten zum Tode. Die histologische Untersuchung ergab neben gutartiger Leberverfettung schwere Bronchopneumonien und Nephritiden.

ROST und BRAUN fanden nach experimenteller akuter und chronischer Methylalkoholvergiftung die Organe makroskopisch unverändert. Die histologische Untersuchung der Netzhaut von Hunden, die nach mehreren Gaben Methylalkohol verstorben waren, wurde von BEHR durchgeführt. Die von ihm gefundenen Ganglienzellveränderungen entsprechen im wesentlichen den Befunden BIRCH-HIRSCHFELDs und BIELSCHOWSKYs. Im N. opticus sah er keine Veränderung.

MOGILNITZKIE (Moskau) konzentrierte 1927 seine Aufmerksamkeit bei der Untersuchung von fünf Methylalkoholtodesfällen auf das vegetative Nervensystem. Wie im Gehirn, so sah er auch in den sympathischen und parasympathischen Ganglien, im Vagusstamm und im Nervus opticus eine bedeutende Hyperämie und vereinzelte Ekchymosen. Das Gefäßendothel fand er sehr saftig, stellenweise abschuppend, die perivasculären Räume ödematös erweitert. M. beschreibt ferner eine Reihe von Degenerationserscheinungen an den vegetativen Nervenzellen, ihren Begleitzellen, an den Nervenfasern und Markscheiden sowohl des Grenzstranges wie der peripheren vegetativen Geflechte. Er kommt zu dem Schluß, daß der Methylalkohol ein spezifisches Gift für das vegetative System darstellt. Bei der histologischen Untersuchung der übrigen Organe stellte M. außer exsudativ-entzündlichen Prozessen der Magen-, Darm-, Harnblasen- und Luftröhrenschleimhäute Veränderungen von seiten der Nieren fest. Er fand die Gefäße stark injiziert, die Bowmanschen Kapseln erweitert und ein kleinkörniges, amorphes Sediment enthaltend. Ihr Epithel war gequollen, körnig, trübe. Das Epithel der Tubuli contorti befand sich im Zustande einer parenchymatösen Entartung und degenerativen Verfettung. Der Herzmuskel zeigte gewöhnlich keine akute Verfettung. In der Leber wurden Miliarnekrosen, in ihren Zellen eine bedeutende Menge von Lipoiden (isotropen Phosphatiden) beobachtet.

Einen typisch verlaufenden Fall beschrieb ZAMKOWSKI 1928.

RÖNNE wies auf die wiederholt beobachtete merkwürdige Tatsache hin, daß sich die Sehstörung oft nach mehreren Tagen vorübergehend bessert, dann aber in eine unaufhaltsame bis zu völliger Erblindung fortschreitende Opticusatrophie übergeht. Im Gesichtsfeld sei das sehr häufig feststellbare zentrale Skotom charakteristisch, welches bei einer eventuellen Besserung alle Grade vom absoluten zum typischen parazentralen Farbenskotom durchlaufen könne. In schweren Fällen setze sich das Skotom bis zur Peripherie fort, so daß nur partielle periphere Gesichtsfeldreste stehen bleiben, während in anderen Fällen wiederum eine konzentrische Gesichtsfeldeinschränkung angetroffen werde. Das ophthalmoskopische Bild lasse im allerersten Stadium nur eine leichte Verschleierung der Papillargrenzen und der benachbarten Netzhaut erkennen, sowie geringe Veränderungen im Kaliber der Gefäße. Später entwickle sich eine sekundäre Atrophie der Gefäße, zuerst und am deutlichsten an den temporalen Hälften. Der Endzustand ist nach ROSTEDT durch eine erhebliche Exkavation gekennzeichnet, die nach FRIEDMAN bis zu 6 Dioptrien betrage und differentialdiagnostisch an Glaukom denken lassen kann. FRIDENBERG hat bereits 1910 solche Fälle mit tiefer Exkavation beschrieben.

Ein bei Methylalkoholvergiftung zuweilen auftretender leichter Ikterus war wiederholt aufgefallen. PETRI bezog ihn möglicherweise auf eine starke Schleimhautquellung im Bereich der Papilla Vateri.

Mehr als 200 Todesfälle sind – dem „Journal of the american medical association" zufolge – während des Winters 1930/31 in den Vereinigten Staaten vorgekommen. Der Methylalkohol stammte vorwiegend aus den Vorräten der Treibstofftankstellen.

1931 ereignete sich in Odessa eine Massenvergiftung, über die NEIDING, GOLDENBERG und BLANK berichteten. Etwa 100 Hafenarbeiter und andere Leute betranken sich mit Methylalkohol aus einem Faß, das beim Abladen beschädigt worden war. Von 94 Vergifteten starben 8 Männer und 1 Frau, bei denen es nach einer Latenzzeit von 8–12 Stunden zu den üblichen schweren, tödlich endenden Zuständen gekommen war. Die Sektionen ergaben Spannung und Hyperämie der Hirn- und Rückenmarkshäute, der subcortikalen Knoten, des Kleinhirns und in geringerem Grade des Rückenmarks. In zwei Fällen wurde ein subpialer Bluterguß beobachtet, in einem anderen Falle ein solcher im Gebiet des Scheitellappens, in einem weiteren Falle im Kleinhirn und schließlich in einem Fall ein Bluterguß in den Halsabschnitt des Rückenmarks.

WIRSZUBSKI berichtete 1933 über einen Mann, der am zweiten Tage nach der Einnahme von Methylalkohol erblindet war und bei dem sich in der Folgezeit allmählich eine schwere Erinnerungs- und Merkstörung anschloß.

Scott, Helz und McCord experimentierten 1933 an 41 Affen, 36 Kaninchen und 81 Ratten, denen sie oral, subkutan oder durch Inhalation Methylalkohol einverleibten. Es kam zu Schädigungen nur des parenchymatösen Gewebes in allen Organen.. Die Nervenzellen zeigten Ödem- und degenerative Veränderungen.

Berner, der 1929 in den sogenannten Duretschen Läsionen das anatomische Substrat der Bewußtseinsstörungen und des plötzlichen Todes nach Hirnerschütterung gefunden zu haben glaubte, beschrieb ähnliche Veränderungen 1936 auch an sechs Fällen von Methylalkoholvergiftung, einem Fall von akuter Leuchtgasvergiftung, einem von Poliomyelitis und schließlich bei einem sonst ungeklärten Todesfall eines 25jährigen Mannes einige Tage nach einer Leistenbruchoperation. Es handele sich um Diapedesisblutungen am Boden des vierten Ventrikel aus maximal erweiterten subependymalen Gefäßen, die typischerweise vor den Striae acusticae und dicht am Sulcus medianus lägen. Hier bestünde ein Locus minoris resistentiae. Diese Blutungen gäben durch Störung der vegetativen Zentren Anlaß zu der „typischen Respirationsparalyse", die bei den genannten Krankheitsbildern unmittelbar zum Tode geführt habe. Bei den sechs Methylalkoholfällen - die unter dem charakteristischen klinischen Bild verlaufen waren - waren die Blutungen einmal auch makroskopisch, sonst nur mikroskopisch sichtbar. Jan Jansen untersuchte fünf der Bernerschen Gehirne genauer. Er fand Hyperämie und kleine perivasculäre Blutungen vor allem in den Abschnitten um den Zentralkanal, in Brücke, Mittel- und Zwischenhirn, außerdem Erbleichungsherde in der Rinde des Kleinhirns und an anderen Stellen.

Schwarzmann berichtete 1934 aus Basel über Methylalkoholvergiftungserscheinungen bei Arbeitern einer Fabrik, in welcher Kunstfasern für die Herstellung von Strohhüten erzeugt wurden. Die Fasern wurden in „Technischem Formaldehyd" gehärtet, der 12-16% Methylalkohol enthielt.

1939 veröffentlichte Yasushi Tomita aus der psychiatrischen Universitätsklinik Chiba histopathologische Studien über Veränderungen des Zentralnervensystems nach experimenteller akuter und chronischer Methylalkoholvergiftung am Hund. Es fanden sich diffuse degenerative Veränderungen der Ganglienzellen, Sehnervenfaserdegeneration, mehrere komplette Erweichungsherde, Endarteritiden und viele disseminierte Blutungen, die vorwiegend in Großhirnrinde, Zwischenhirn, Mittelhirn, Brücke und im verlängerten Mark ihren Sitz hatten. Nur in einem einzelnen Falle von akuter Vergiftung mit hochgradiger Sehstörung fanden sich wie bei Kohlenoxydvergiftung symmetrische Erweichungen im Striatum und Pallidum. Für den Entstehungsmodus der letzteren käme nicht nur die Gefäßwandschädigung in Betracht, sondern auch die eigentümlichen anatomischen (u. a. vasoarchitektonischen) und außerdem noch physicochemische Verhältnisse.

Menne berichtete 1938 über 22 pathologisch-anatomisch untersuchte Todesfälle. Er fand ein Hirnödem, das sich vornehmlich auf die subcorticalen Zonen erstreckte. Ferner beschrieb er degenerative Veränderungen in den Ganglienzellen der Retina.

1938-1940 hatten Reznikow und Mitarbeiter in Rußland Gelegenheit, mehrere Massen- und Einzelvergiftungen zu beobachten. Die Verfasser werteten ihr Erfahrungsgut statistisch aus. In 38% der Fälle traten keine oder nur leichte Erscheinungen auf. Manchmal führte schon der Genuß von ein bis zwei Glas Methylalkohols zum Tode. Dem Gesundheitszustand vor der Vergiftung und der Konstitution komme eine große Bedeutung zu. Von 6-12jährigen Kindern starben 75% wenige Stunden nach dem Genuß von 10-15 g Methylalkohols. Auch Frauen zeigten eine beträchtliche Intoleranz. Sehstörungen traten bei 6,5% der Fälle auf. Die Blindheit entwickelte sich in 60% dieser Fälle nach zwei bis drei Tagen scheinbaren Wohlbefindens. 18% endeten tödlich, gewöhnlich zwischen 48 und 72 Stunden nach der Giftaufnahme. Die pathologischen Befunde sind in dem deutschen Referat leider nicht mitgeteilt.

Die anscheinend erste Mitteilung über eine gewerbliche Methylalkoholvergiftung in Deutschland machte 1941 Humperdinck: Bei Arbeiten mit methylalkoholfeuchtem Nitrocellulosematerial (Methylalkoholgehalt 35-40%) entstanden witterungsbedingt Dampfkonzentrationen von 5-10 mg Methylalkohol im Liter Luft der Arbeitsräume. H. stellte leichte Vergiftungen der Arbeiter mit vorübergehender Erblindung, Zeichen von Leberschwellung und Herabsetzung der Patellarsehnenreflexe fest. Die Empfindlichkeit war von Mensch zu Mensch sehr verschieden.

Roe berichtet in seiner 1946 erschienenen Monographie über seine Untersuchungen an 82 vergifteten Personen, von denen 27 gestorben sind, während 19 eine dauernde Amblyopie davontrugen. Bei den Leichenöffnungen sah er eine extreme Kontraktion bestimmter Darmgebiete. Spastische Kontraktionen seien die Ursache der schweren Bauchschmerzen der Vergifteten. Die sonstigen pathologisch-anatomischen Befunde wichen von den früheren verschiedener Autoren nicht ab.

Schließlich sei hier einer besonders umfangreichen Massenvergiftung gedacht, deren Kenntnis wir einer noch unveröffentlichten persönlichen Mitteilung von Herrn Dr. OSWALD HUBER verdanken: Am 13. Mai 1945 wurde von einer Anzahl russischer Arbeiter am Bahnhof Kufstein in Tirol ein Tankwagen gestürmt. In der Annahme, der Inhalt bestünde aus Äthylalkohol, ließen sich die herandrängenden Russen durch die warnenden Zurufe der Bahnbediensteten und der Bewachung nicht aufhalten, größere Mengen des Tankinhalts – es handelte sich um Methanol – mit sich zu nehmen. In ihren Heimen hielten sie damit Trinkgelage ab, an denen etwa 200 Personen teilnahmen. Davon starben insgesamt etwa 130 innerhalb der ersten drei Tage, davon 4 bereits in der ersten Nacht nach dem Trinken, mindestens 39 in der zweiten, die übrigen am folgenden Tag. HUBER berichtete uns über die Katastrophe u. a. folgendes: „Als ich gegen 22 Uhr des 14. 5. in das Krankenhaus gerufen wurde, befanden sich dort in zwei Räumen und auf den Fluren etwa 30–40 Patienten aller Altersstufen, vorwiegend der mittleren zwischen 25 und 40 Jahren. Von den zwei eingelieferten Frauen war schon eine gestorben. Im Laufe der Nacht wurden mehrfach Kranke eingeliefert, so daß im Beobachtungszeitraum im ganzen etwa 50–60 Kranke gesehen wurden. Ein größerer Teil der Kranken kam selbst zu Fuß die Treppe herauf, einige wurden getragen. Auffallend war zunächst an den Kranken stärkster Brechreiz, quälender Durst sowie starke motorische Unruhe. Viele der Vergifteten krochen in den Zimmern und auf den Gängen herum, um Wasser zu finden. Die Stimmungslage war im allgemeinen stumpf, teils gedrückt; nur zwei der Kranken fielen durch ausgelassene Stimmung auf, die sich durch Schreien und Singen äußerte. Stärkste ataktische Störungen, wie sie beim gewöhnlichen Rausch beobachtet werden, waren bei allen Patienten vorhanden. Fast alle hatten starkes Erbrechen. Bewußtseinsstörungen traten nicht regelmäßig hervor. Der Harn wurde irgendwo im Zimmer entleert oder unter sich gelassen. Nach einiger Zeit, oft schon bei der Aufnahme, bestanden stärkste Schmerzen in der Magen- und Oberbauchgegend, anscheinend spastischer Art. Stuhlentleerung wurde bei keinem Patienten bemerkt. Der Puls war ursprünglich bei der Mehrzahl der Patienten gut gefüllt, um 80/Minute, er wurde mit zunehmender Verschlechterung fast regelmäßig bradykard (40–60/Minute), erst im terminalen Stadium wurde er weich, ohne seine Frequenz zu ändern. Mit dem Unfühlbarwerden des Pulses setzte deutliche Zyanose des Gesichtes, insbesondere der Lippen ein. Die Atmung war anfangs nicht auffallend, sie wurde später sehr tief, ähnlich der KUSSMAULschen Atmung, ihre Frequenz sank auf etwa 10/Min. Im terminalen Stadium überdauerte die Atmung noch lange die Herztätigkeit. Wiederholt konnten einzelne Atemzüge, etwa 2–4 pro Minute, durch Viertelstunden beobachtet werden, während der Puls nicht mehr fühlbar und Herztöne nicht mehr zu hören waren. Klonische Krämpfe konnten nur 5–6mal beobachtet werden. Sie betrafen fast immer nur die oberen Extremitäten. Das Bewußtsein schwand gewöhnlich erst mit dem Schlechterwerden des Pulses. Erblindungen und Sehstörungen stärkeren Grades konnten nur 5mal beobachtet werden. Mehrere Patienten klagten über verschwommenes Sehen.“ Die genossenen Mengen dürften bei den tödlich Verunglückten nur ½–3 Trinkgläser betragen haben. Ein 26jähriger Mann, der nachgewiesenermaßen 50–60 ccm Methylalkohol getrunken hatte, erholte sich nach energischer entgiftender und kreislaufstützender Behandlung. Nach den Beobachtungen HUBERS schien die Prognose weniger vom Zustand der Atmung als des Kreislaufs abhängig zu sein. Ein Sinken der Pulsfrequenz unter 60 Schläge leitete ausnahmslos zu allmählichem, therapeutisch nicht zu beeinflussendem Verlöschen des Kreislaufs über. Leider konnten anatomische und chemische Untersuchungen nicht durchgeführt werden.

## B. Physiologische Untersuchungen.

Auf physiologischer Seite hat POHL bereits 1893 Versuche mit Methylalkohol angestellt. Er stellte fest, daß im Gegensatz zu anderen Alkoholen die chronische Methylalkoholvergiftung für einen Hund nicht erträglich sei. Die stark verzögerte Ausscheidung der im Körper aus Methylalkohol entstehenden Ameisensäure, die erst am dritten bis vierten Tage nach der Vergiftung das Maximum erreiche, beweise ein besonders langes Verweilen des Methylalkohols oder unbekannter Umwandlungsprodukte im Organismus, wodurch sich das oft tagelange komatöse Intoxikationsstadium und die Möglichkeit kumulativer Wirkungen erkläre.

Im Rahmen seiner Versuche über die Ausscheidung körperfremder Stoffe in den Magen untersuchte BONGERS 1895 auch die Ausscheidung von Methylalkohol. Er gab einem Hund, dem vier Stunden vor dem Versuch der Darm mit Wasser gespült worden war, 40 ccm Methylalkohol in 160 ccm Wasser als Klysma. Nach 2½, 4, 5½ Stunden wurde der Magen ausgespült. Dann erhielt das Tier Futter. Die nächsten Ausspülungen fanden 18, 27, 48, 72 Stunden nach dem Beginn des Versuches statt. Nach jeder Ausspülung wurde Futter gegeben. Der Urin wurde während der drei Versuchstage gesammelt, wobei sich Mengen von 600, 1275 bzw. 550 ccm fanden. Es ergab sich, daß die drei am zweiten und dritten Tage gewonnenen Spülwässer zusammen ungefähr dreimal soviel Methylalkohol enthielten, als die drei am ersten Tage gewonnenen. Auch Ameisensäure wurde bei Methylalkohol-Klysmen in den Magen ausgeschieden. Die Magenflüssigkeit enthält aber schon normalerweise Spuren von Ameisensäure. In den Urin geht der Methylalkohol in erheblicher Menge unverändert über, aber nur am ersten und zweiten Tag; ein Teil wird zu Ameisensäure oxydiert durch den Harn ausgeschieden. Diese Ausscheidung dauert bis zum dritten Tag. Am stärksten tritt sie am zweiten Tage auf.

JOFFROY und SERVEAUX beobachteten 1896 bei Versuchen an Kaninchen und Hunden eine starke temperaturherabsetzende Wirkung des Methylalkohols.

BREYER verglich 1903 die Wirkung verschiedener Alkohole auf das Flimmer-Epithel und die motorischen Nervenfasen. Hierbei fand er, daß bei Konzentrationen von $^1/_1$-n-Lösungen und mehr der Methylalkohol in der Wirkung dem sogenannten RICHARDSONschen Gesetz etwa folge, wonach die Giftigkeit der einwertigen, gesättigten, primären Alkohole in der homologen Reihe mit steigendem C-Atom im Verhältnis $1 : 3 : 3^2 : 3^3 \ldots$ usw. zunimmt. In schwachen Lösungen ($^1/_5$–$^1/_{10}$-n) hingegen kehrte sich das Verhältnis zwischen Äthyl- und Methylalkohol um: Während der Methylalkohol nach einer Anzahl von Stunden eine deutliche giftige Wirkung erkennen ließ, entwickelte der Äthylalkohol sogar konservierende Eigenschaften, indem er die Lebenstätigkeit der Flimmerzellen über 24 Stunden lang erheblich besser erhielt als die indifferente Kochsalzlösung ohne den schwachen Alkoholzusatz.

FÜHNER stellte 1905 zunächst bei seinen Versuchen an Seeigeleiern ebenfalls fest, daß der Methylalkohol hinsichtlich der Giftigkeit dem RICHARDSONschen Gesetz folgt. Später erkannte er aber, daß der Methylalkohol nicht dreimal, sondern nur zweimal weniger giftig ist als Äthylalkohol.

v. GROSZ (1909) glaubte, daß schon Dosen von 8 g Methylalkohol für das Auge toxisch wären. Die letale Dosis betrage 30 g. Dieselben Angaben machte HARNACK 1912.

HÖCKENDORF sah 1910 fast immer eine Erhöhung der Zuckerausscheidung, wenn Hunde, die durch Phlorizin diabetisch gemacht worden waren, Methylalkohol erhielten, nicht dagegen, wenn sie Äthylalkohol bekamen.

NICLOUX und PLACET (siehe POHL) gaben 1912 einem Hund 5 ccm Methylalkohol pro kg Körpergewicht ein. Die Methylalkoholkonzentration im Blut stieg kurze Zeit nach der Aufnahme auf 0,64 Vol.% und sank bis zum Ende des 5. Tages auf 0,08 Vol.% ab. Die gleiche Menge Äthylalkohol führte zu einer Blutkonzentration von 0,53 Vol.%. Nach 23 Stunden war der Äthylalkohol aus dem Blut vollkommen verschwunden. Bei einem Kaninchen führten 12,8 ccm Methylalkohol pro kg Körpergewicht in 20%iger Lösung intravenös verabreicht innerhalb 3,18 Stunden zum Tode. Die chemische Untersuchung ergab im Blut 2,55, im Gehirn 3,36, in der Leber 2,86, in den Nieren 1,93, im Muskel 0,76 und im Harn 0,50 ccm Methylalkohol auf 100 g. Einem anderen Kaninchen wurden zum Vergleich 7,6 ccm Äthylalkohol pro kg Körpergewicht in 20%iger Lösung intravenös gegeben. Es starb nach 4,15 Stunden. Im Blut waren 1,8, im Gehirn 2,39, in der Leber 1,93, in den Nieren 1,69 und im Muskel 0,44 ccm Äthylalkohol auf 100 g zu finden. Die Verfasser schlossen aus diesen Befunden, daß das Gehirn den meisten Alkohol fixiert, daß bei einmaliger Einverleibung einer großen Gabe Methylalkohol weniger toxisch sei als Äthylalkohol, denn die Konzentration von Methylalkohol im Gewebe war im Moment des Todes höher als von Äthylalkohol. Die größere Giftigkeit bei geringeren Dosen und bei wiederholter Einverleibung deuteten sie zum Teil mit der stark verzögerten Ausscheidung, wie die oben wiedergegebenen Versuche an Hunden gezeigt hatten. Immerhin schien ihnen diese verzögerte Ausscheidung allein die zahlreichen Todesfälle, insbesondere in der Berliner Massenvergiftung, nicht zu erklären und sie glaubten deshalb, den Verunreinigungen des Methylalkohols eine wesentliche Rolle bei der Toxizität zusprechen zu müssen. (Die Zahlen der Verfasser sind zu hoch. Solche Alkoholkonzentrationen können im Körper niemals entstehen. Es dürften Bestimmungs- oder Berechnungsfehler vorliegen. D. Ref.)

Auch MAGNUS-LEVY[1] zweifelte 1912 anläßlich der Berliner Massenvergiftung, ob der Methylalkohol selbst die Giftwirkung hervorrufe oder vielmehr eine der Verunreinigungen des Holzgeistes. Ein pharmazeutischer Professor habe in 3 Stunden 90 ccm reinen Methylalkohols zu sich genommen, ohne mehr als eine leichte Pulsänderung verspürt zu haben.

FOERSTER betonte die Eigentümlichkeit der individuellen Verschiedenheit der Vergiftungserscheinungen. Einen großen Einfluß habe der jeweilige Zustand des Verdauungskanals. Er konnte im Tierexperiment zeigen, daß die Tiere bei vollem Magen eine siebenmal größere Dosis Methylalkohol vertragen als bei leerem Magen.

HARNACK erkannte weiter, daß nicht der Methylalkohol an sich das gefährliche sei, sondern die innerhalb des Nervensystems erfolgende langsame Oxydation zu Ameisensäure. Die Wirkung sei die des hierbei aktivierten Sauerstoffes. Die Wirksamkeit der Ameisensäure liege vielleicht in dem Umstand, daß sie als einzige in der homologen Reihe auf Grund ihrer Strukturformel Säure und Aldehyd zugleich ist: $\begin{matrix}H-C-OH\\ \| \\ O\end{matrix}$. Würde der Methylalkohol, wie Weingeist, rasch und nahezu vollständig zu Kohlensäure und Wasser verbrannt, so wäre er recht harmlos und weniger schädlich als dieser.

LANGGAARD meinte auf Grund von Versuchen an Kaninchen, daß Methylalkohol in kleineren täglich wiederholten Dosen giftiger als Äthylalkohol wäre; in großen einmaligen Dosen wirke Äthylalkohol aber bedeutend giftiger als Methylalkohol.

KASASS glaubte 1913, daß zwei Eßlöffel einer 40%igen Lösung von Methylalkohol für den Menschen tödlich sein könnten, ein einziger Eßlöffel habe zu chronischer Intoxikation geführt.

Bemerkenswert ist der Selbstversuch FRANCESCHIS, der 1913 angeblich 274 Tage lang täglich 32 g reinen Methylalkohol, mit Wasser, Sirup und Anisessenz verdünnt, im ganzen also 8,8 kg getrunken hat, ohne zu erkranken.

IGERSHEIMER und VERZAR konnten 1913 bei Versuchen an Hühnern mit chemisch reinem Methylalkohol keine greifbaren Sehstörungen und Netzhautveränderungen erzielen. Sie glaubten daher, daß es eher Fuselstoffe waren, welche die toxische Wirkung beim Trinken von Holzgeist hervorrufen.

BÜRGER demonstrierte im März 1913 einen Hund, der seit April 1912 täglich 2 ccm Methylalkohol mit der doppelten Menge Wasser gemischt erhalten hatte. Zunächst sei das Tier unruhig gewesen und habe einen taumeligen Gang, später Somnolenz gezeigt. Nach Ablauf von sechs Wochen gingen die Krankheitserscheinungen immer mehr zurück. Das Tier war anfangs abgemagert und nahm später wieder zu. Infolge der langsamen Ausscheidung komme es leicht zu einer kumulierenden Wirkung, doch sei eine Gewöhnung an Methylalkohol möglich.

ASSER fand 1914 bei Versuchen an Hunden und Kaninchen, wenn er gleichzeitig mit dem Methylalkohol Äthylalkohol, Amylalkohol oder Aceton gab, ein Absinken der Formiatwerte im Harn. Als Ursache dieser Erscheinung stellte er folgende Möglichkeiten zur Diskussion:

a) Oxydationssteigerung = Förderung der Formiatverbrennung,
b) Oxydationshemmung = Störung der Formiatbildung,
c) Eintritt andersartiger Verarbeitungen des Methylalkohols.

Für die apriorische Anschauung einer Hemmung der Methylalkoholoxydation durch Zufuhr eines zweiten Alkohols sah er in seinen Versuchen keine Stütze, wohl aber für die Tatsache einer Änderung der Oxydationsverhältnisse. Ein weiterer Versuch zeigte, daß an Äthylalkohol gewöhnte Tiere nicht nur Äthylalkohol, sondern auch Methylalkohol schneller verbrennen.

v. FELLENBERG meinte 1917, daß bei gleichzeitiger Aufnahme von Äthylalkohol die schädliche Wirkung des Methylalkohols viel stärker in Erscheinung träte; denn die Verbrennung

[1] Siehe STADELMANN und MAGNUS-LEVY: Bl. Klin. Wschr., Bl. 49, 193, 198 (1912).

des Methylalkohols werde erschwert, wenn dem Organismus gleichzeitig die Verbrennung großer Mengen Äthylalkohol zugemutet wird.

Die 1919 von CURSCHMANN geäußerte Vermutung, daß beim Abbau des Methylalkohols im Organismus Kohlenoxyd entstehe, hat FUJIWARA 1921 widerlegt.

AUTENRIETH fand 1920, daß die Ameisensäure, ein normaler Harnbestandteil, der in täglichen Mengen von durchschnittlich 0,28 g (nach SCHMITZ sind es nur 14 mg pro die! Ref.) ausgeschieden werde, sich nach Methylalkoholvergiftung stark vermehre. Eine männliche Versuchsperson, die im Verlaufe von acht Tagen 80 g reinen Methylalkohol in stark verdünnter Lösung eingenommen hatte, hat in dieser Zeit 5,2 g Ameisensäure mehr ausgeschieden als normal, die größte Menge am vierten bis fünften Tage nach der Einnahme des Methylalkohols. Die Einnahme von 30 g Methylalkohol, auf zwei Tage verteilt, hält AUTENRIETH für harmlos. Formaldehyd habe sich im Harn nie nachweisen lassen, wohl aber einmal eine Spur unveränderten Methylalkohols. Hexamethylentatramin mache keine vermehrte Ameisensäureausscheidung, bilde aber reichlich Formaldehyd. Milchsäure und Traubenzucker beeinflussen ebenfalls nicht den Ameisensäuregehalt des Harns.

SOLLMANN stellte 1920 an chronischen Intoxikationsversuchen an weißen Ratten fest, daß die toxische Wirkung des Methylalkohols auf Wachstum und Nahrungsaufnahme größer ist als jene von Äthylalkohol in dreifacher Dosierung.

JANSCH fand 1921, daß bei gemischter Kost Methylalkohol in sehr geringen Mengen im menschlichen Harn und Kot vorkomme und bestätigte die diesbezüglichen Befunde von FELLENBERGS. Als Quelle des Methylalkohols dürften die Pectinkörper der Nahrung anzusprechen sein.

ROSTEDT sah 1921 schwere Sehstörungen (50% Erblindungen) nach Trinken von Spiritus, der mit 2–3% rohem Holzgeist vergällt worden war. Die Dosen entsprachen 2,5–10 g Holzgeist. Nach seiner Ansicht sind nur die Fuselöle und andere noch nicht identifizierte Verunreinigungen des rohen Holzgeistes giftig, während reiner Methylalkohol nur ein Drittel bis ein Viertel der Giftigkeit des Äthylalkohols besitze. Auch minderwertige alkoholische Getränke, wie Hausbranntwein u. dgl. enthalten Giftstoffe der gleichen Art wie der Holzspiritus.

POHL nahm 1918 seine schon 1893 begonnenen Kaninchenversuche zur Methylalkoholfrage wieder auf. Er spritzte 7,5 ccm Methylalkohol pro kg Körpergewicht den Tieren intraperitoneal langsam mit der Bürette ein und untersuchte teils nach 48, teils nach 24 Stunden die Organe auf ihren Methylalkoholgehalt nach einer der WIDMARKschen Blutalkoholprobe ähnlichen Methode mittels der Reduktion einer Lösung von Kaliumbichromat in Schwefelsäure. Das Ergebnis war, daß das Gehirn am wenigsten Methylalkohol speichert. Nach 48 Stunden war das Gehirn praktisch frei von Methylalkohol. Nach 24 Stunden befanden sich nur 5 mg Methylalkohol im kg Gehirn, während in 100 ccm Blut mehr als 300 mg Methylalkohol vorhanden waren.

1922 stellte POHL an Kaninchenversuchen bei protahierten Methylalkoholgaben ansteigende Ameisensäureausscheidung fest. Daraus gehe eine erhebliche Retention des Giftes im Körper hervor. Demgegenüber wurden gleiche Dosen von Propylalkohol zu mehr als 80% kalorisch verbrannt. POHL meint, daß zum Unterschied von Methylalkohol keine Bedenken bestünden, Propylalkohol als Genußmittel zu verarbeiten, wenn es gelingt, ihn von den anhaftenden unangenehmen Geruchskörpern zu befreien.

RABINOWITSCH machte 1922 an einer 70jährigen Frau, die eine Methylalkoholvergiftung fünf Tage überlebte, eingehende Stoffwechseluntersuchungen. Im Laufe der Vergiftung erhöhte sich der Blutzucker bis zu 228 mg%. Auch der Blutharnstoff, das Blutkreatinin und der Blutphosphor nahmen zu. Das Absinken der Plasmakohlensäure von 46 auf 26 Vol.% kennzeichnete die Acidose, die auch schon von HARROP und BENEDIKT, ferner im Tierversuch von HASKELL, HILEMAN und GARDNER bei Methylalkoholvergiftung festgestellt und auf die Entstehung von Ameisensäure und Milchsäure bezogen worden war. R. glaubt eher, daß die Acidose zum großen Teil auf die Bildung von Methylenderivaten zurückgeht, eine Folge der Einwirkung des beim Abbau des Methylalkohols entstehenden Formaldehyds auf die Aminosäuren.

KOCHMANN berichtete über seine Versuche an der Fibrinflocke mit verschiedenen Narkotica. Von allen Narkotica wirkt der Methylalkohol am wenigsten hydrationshemmend. Äthylalkohol werde im Körper zu 90–96% in Wasser und Kohlensäure abgebaut. Nur 5% kommen durch Lungen, Nieren und Haut wieder zur Ausscheidung. Methylalkohol werde hingegen vom Hund nur zu 70–75% verbrannt oder teilweise zu Ameisensäure umgewandelt.

Die hierbei entstehende Acidose (SCHMIEDEBERG) könne die Wirkung nicht allein erklären. Die Ameisensäure sei weniger giftig als Methylalkohol, weil sie ins Gewebe nicht einzudringen vermag, wohl aber der Methylalkohol, aus dem innerhalb der Zellen erst allmählich im Sinne der HARNACKschen Theorie die giftigen Oxydationsprodukte entstehen.

Nach ISHIWARA (1924) wirkt Äthylalkohol mehr als doppelt so stark auf Bakterien wie Methylalkohol.

WIDMARK und BILDSTEN untersuchten 1924 mit der WIDMARKschen Methode die Eliminationsgeschwindigkeit des Methylalkohols beim Kaninchen. Es zeigte sich, daß die Elimination unabhängig von der vorhandenen Konzentration im Blut mit einer konstanten Menge pro Zeiteinheit erfolgt. Der Eliminationskoeffizient $\beta$ beträgt für Methylalkohol 0,0006. Dieser besagt, daß die Methylalkoholkonzentration im Blute des Kaninchens pro Minute um 0,0006% geringer wird. Für Äthylalkohol beträgt das $\beta$ nach OLOW durchschnittlich 0,0042, also das 7fache. Unter der Annahme, daß der Eliminationskoeffizient beim Menschen von der gleichen Größenordnung ist wie beim Kaninchen, kommen WIDMARK und BILDSTEN zu dem Schluß, daß der erwachsene Mensch täglich 60 g Methylalkohol umsetzen könne. (Hier handelt es sich offenkundig um einen Fehlschluß, denn das $\beta$ für Äthylalkohol ist beim Menschen bedeutend niedriger als beim Kaninchen. Es wird von WIDMARK mit durchschnittlich 0,0025, von JUNGMICHEL mit 0,0020 angegeben. Man muß deshalb annehmen, daß das $\beta$ für Methylalkohol beim Menschen im gleichen Verhältnis niedriger ist als beim Kaninchen. D. Ref.) In der 1932 erschienenen Auflage seiner Monographie gibt WIDMARK das $\beta$ für Methylalkohol beim Kaninchen mit 0,0008 an. Damit würde die Umsetzung des Äthylalkohols etwa fünfmal schneller erfolgen, als des Methylalkohols, d. h. ein Quantum von mehr als 1,4 g Methylalkohol pro Stunde oder etwa 35 g pro Tag würden beim Menschen zur Kumulation führen.

REIF unterzog 1923 den in Fässern aus New York in Hamburg ankommenden Methylalkohol, durch dessen Genuß im Vorjahr zehn Hafenarbeiter ums Leben gekommen waren, einer genauen chemischen Analyse. Er stellte fest, daß das Produkt nur minimale Spuren von Aldehyd, Säure und Ester enthielt. Nicht vorhanden waren Allylalkohol, Dimethylsulfat, Blausäure, Alkaloide, Arsen und Äthylalkohol. Damit wurde der exakte Beweis erbracht, daß chemisch reiner Methylalkohol die Vergiftung hervorgerufen hatte.

BRÜCKNER erklärte 1924 die Wirkung des Methylalkohols durch Bildung von Formaldehyd in den Körpergeweben.

LEO erzielte 1925 durch rektale Gaben von Ameisensäure bei Hunden in einigen Minuten schwere Vergiftungserscheinungen, die einer schweren Methylalkoholvergiftung sehr ähnlich waren. Durch Injektion von Formiaten entstand eine weniger foudroyant verlaufende Vergiftung, die weitgehend einer sich auf mehrere Tage erstreckenden Methylalkoholvergiftung glich. Deshalb meint LEO, daß die Ameisensäure der eigentliche Giftfaktor bei der Methylalkoholvergiftung sei. Allerdings könne er auch eine Wirkung über den Formaldehyd nicht ausschließen.

Umfangreiche Experimente an Hunden, Katzen, Kaninchen, Hühnern, Enten und Kaulquappen führten ROST und BRAUN aus: Sie fanden, daß auf Kaninchen einmalige Mengen von etwa 13 ccm Methylalkohol pro kg Körpergewicht tödlich wirkt. Durch Lösen des Methylalkohols in Äthylalkohol werde die Giftigkeit nicht erhöht. Besonders empfindlich seien Katzen und Hunde. Die erhöhte Giftigkeit dürfte mit der höheren Entwicklung des Großhirns in der Tierreihe zusammenhängen. Die Einverleibung des Methylalkohols als Dampf wurde an Katzen, Kaninchen und Vögeln überprüft. Nur bei den Katzen trat eine Wirkung auf. Percutane Einverleibung hatte auch auf Katzen keine Wirkung.

WEESE bestätigte 1926 die Gültigkeit der RICHARDSONschen Regel durch Versuche an weißen Mäusen mit den ungesättigten Dämpfen der Alkohole. Hinsichtlich des Methylalkohols ergab sich jedoch insofern eine Besonderheit, als bei seiner Anwendung die Tiere regelmäßig nach 9 bis 18 Narkosen starben, während die übrigen Homologen (Äthyl-, Propyl- und Butylalkohol) niemals tödlichen Ausgang erzeugten.

1927 gelang es LEO, beim Hund in kurzer Zeit experimentelle Gewöhnung an sonst sicher tödliche Dosen von Methylalkohol zu erzeugen. Ein Versuchstier vertrug über 1 Liter verteilt auf zwei Monate. Parallel mit dieser Gewöhnung sank die Formiatausscheidung im Urin. Die Verminderung der Formiatausscheidung beruhe auf einer Mehrverbrennung vorgebildeten Formiats. Auch beim Menschen müsse man eine Gewöhnungsmöglichkeit im allgemeinen annehmen.

SCHIECK sieht in der Anfälligkeit der Makulazapfen bzw. des papillomaculären Bündels bei der Methylalkoholvergiftung einen Hinweis auf eine pathologische Überempfindlichkeit gegen Licht im Sinne der SCHANZschen Hypothese. Danach verursacht der Methylalkohol eine Sensibilisierung der inneren, dem Glaskörper zugekehrten Schichten der Netzhaut gegen die Lichtstrahlen derart, daß Licht von einer Intensität, der wir uns sonst ungefährdet aussetzen, diese Gewebsschichten schädigt.

Bei der 1931 von NEIDING, GOLDENBERG und BLANK in Odessa beobachteten Massenvergiftung starben zwei Hafenarbeiter nach Genuß von 100 g Methylalkohol. Andere vertrugen 150 ohne Folgen. Einer trank 750 g und erblindete nur. Bei vier Fällen, wo der Methylalkohol mit Wein gemischt getrunken wurde, fiel die kurze Latenzzeit auf. Die Verfasser glaubten deshalb, daß die Giftigkeit des einen Alkohols durch Beimengen des anderen gesteigert werde. Dies komme dadurch zustande, daß nach ASSER bei gleichzeitigem Genuß von Äthyl- und Methylalkohol der erstere vor letzterem verbrenne und dadurch ein länger dauerndes Zirkulieren des nicht oxydierten Methylalkohols bewirke. Die psychische Alteration (Rauschwirkung) sei bei Methylalkohol viel geringer als bei Äthylalkohol.

Nach ZAMKOWSKI (1928) wirkt Methylalkohol dadurch, daß der sich aus ihm bildende Formaldehyd die Zellatmung lähmt und die Oxydationsprozesse hemmt und daß die Ameisensäure den Sauerstoff der Gewebe an sich reißt.

KEESER hat 1931 erstmalig den exakten Nachweis erbracht, daß bei der Methylalkoholvergiftung tatsächlich Formaldehyd im Organismus gebildet wird. Es gelang ihm, im Liquor, im Glaskörper des Auges und in der Bauchhöhlenflüssigkeit von Kaninchen, die mit Methylalkohol vergiftet worden waren, Formaldehyd nachzuweisen. Der Nachweis ist nur in bestimmten Stadien der Vergiftung bzw. nur kurze Zeit möglich. Daß die spezifischen toxischen Wirkungen dieses Alkohols auf den im Stoffwechsel entstehenden Formaldehyd zurückzuführen sind, müsse deshalb angenommen werden, weil der sehr reaktionsfähige Formaldehyd die normale Struktur des Eiweißes im Organismus verändert und weil die pathologisch-anatomischen Veränderungen, die Methylalkohol im Organismus verursache, mit denjenigen weitgehend übereinstimmen, die bei der Einwirkung von Formaldehyd auf lebende Gewebe auftreten. Die Wirkungen von Methylalkohol und Formaldehyd unterscheiden sich somit nicht qualitativ, sondern nur „topographisch" durch die Verschiedenheit der Zellen, an denen unter gewöhnlichen Bedingungen Methylalkohol bzw. Formaldehyd ihre Wirkung entfalten.

FLURY und WIRTH stimmen der Ansicht KEESERS bei. Die Giftigkeit der Formiate sei verhältnismäßig harmlos. Das Hauptgewicht bei der Beurteilung der Methylalkoholvergiftung müsse man auf die Entstehung des Formaldehyds innerhalb der Zellen legen. In den Zellen des Zentralnervensystems und der parenchymatösen Organe, vor allem der Leber, wirke sich der Formaldehyd am stärksten aus. Man dürfe annehmen, daß gerade in diesen Zellen sehr starke Oxydations- und Reduktionsprozesse stattfinden, in die der Formaldehyd störend eingreift.

1940 wiesen KEESER und VINCKE nach, daß Methylalkohol unter geeigneten Versuchsbedingungen durch Leberbrei infolge einer in der Leber vorhandenen Alkoholoxydase in Formaldehyd umgewandelt wird.

Nach RODENACKER (1942) beruht die Giftwirkung des Methylalkohols auf einer Lähmung der Redox-Systeme durch Bindung der Ferro-Ionen im Sinne von C. EGG. Die Leberschädigung könne bis zur akuten gelben Leberatrophie führen. Mikroskopisch fänden sich Blutungen in der Brücke, im verlängerten Mark, im Zwischenhirn und in den Basalganglien, sowie subpial.

ROE meint 1943, daß die Methylalkoholwirkung auf einer Hemmung der Oxydationsprozesse, verursacht durch Ameisensäure, beruhe. Diese bilde wahrscheinlich mit dem Eisen des Atmungsfermentes durch einen reversiblen Prozeß eine komplexe Verbindung. Die Oxydationshemmung verursache ihrerseits wieder Acidosis, hauptsächlich durch Milchsäurebildung. Bei gleichzeitigen therapeutischen Äthylalkoholgaben verlaufe die Vergiftung milder, weil dadurch der Abbau des Methylalkohols zu Ameisensäure gehemmt werde. An dieser Ansicht hält ROE auch in den Veröffentlichungen von 1946 und 1948 fest. Er bringt zahlreiche Beispiele von Vergiftungsfällen, in denen die Latenzzeit angeblich infolge gleichzeitig genossenen Äthylalkohols verlängert war und die Vergiftung milder verlief. Die große individuelle Verschiedenheit der Giftwirkung komme von dieser günstigen Wirkung des Äthylalkohols. Die selektive Schädigung der Netzhaut beruhe darauf, daß nach WARBURG der Sauerstoffbedarf der Netzhaut im Verhältnis zum Eisengehalt größer sei als der anderer Gewebe. Die Giftwirkung hänge ganz von dem Grad der Acidosis ab, in welche der Organismus durch die Vergiftung gerate. Histologisch sah Roe an den Netzhautganglienzellen von methylalkoholvergifteten Menschen zentrale Tigrolyse, Pyknose und Randständigkeit des Zellkerns sowie Randständigkeit des Nucleolus. An Ratten und Kaninchen hingegen konnte er diese Veränderungen nicht hervorrufen. Auch kam es bei den Tieren im Gegensatz zum Menschen zu keinem nennenswerten Absinken der Alkalireserve.

Auch im „Lancet" wird 1946 die Ansicht geäußert, daß gleichzeitig genossener Äthylalkohol schütze, indem er den Methylalkohol von den Körperzellen fernhalte. Der in dem deutschen Referat ungenannte Autor fand noch acht Tage nach der Vergiftung die Ameisensäure im Harn vermehrt. Exzessive Mengen von Milchsäure und anderen organischen Säuren würden bei Methylalkoholvergiftung im Körper produziert, so daß die Alkalireserve auf 10 Vol.% fallen könne. (Siehe auch Chew, Berger et al.) Zatman fand ebenso wie Roe, daß Äthylalkohol die Entstehung der toxischen Oxydationsprodukte des Methylalkohols verhindere.

F. Heine berichtet 1947 über Elektrokardiogrammveränderungen nach Methylalkoholvergiftung. Bei 12 nicht tödlich vergifteten Personen beobachtete er einige Tage nach der Vergiftung Elektrokardiogramme, wie man sie bei Überlastung des rechten Herzens infolge vermehrten Widerstandes im kleinen Kreislauf zu sehen gewohnt ist: Rechtspositionstyp, vergrößertes P. II und P. III = P. pulmonale, Senkung des Zwischenstückes in Abteilung II und III. Die Veränderungen verschwanden nach ein bis zwei Wochen. H. faßt sie als rechtsventrikuläre Myocardschädigung auf. Im unmittelbaren Vergiftungsstadium beobachtete er auch eine toxische Parenchymschädigung der Leber und Nieren, gekennzeichnet durch vermehrte Urobilinogenausscheidung und durch geringe Albuminurie.

Haile schließt aus den chemischen Analysen von zehn Todesfällen, daß sich der Methylalkohol im Gehirn anreichert. Er fand ein Gehirnödem, das besonders in den Stammganglien ausgeprägt war, ferner in einem Falle miliare Lebernekrosen. Den Parenchymschaden betrachtet er als eine Folge einer Störung der Blutkapillaren.

# III. Eigene Untersuchungen.

## A. Das Untersuchungsgut.

In der Zeit vom 1. 6. 1943 bis 31. 12. 1944 wurden 125 Leichen in das Berliner Gerichtsmedizinische Institut mit dem Verdacht einer tödlichen Alkoholvergiftung eingeliefert bzw. im Auftrag des Instituts außerhalb obduziert. In 103 Fällen (97 Männer und 6 Frauen) ergab die morphologische und chemische Untersuchung mit hoher Wahrscheinlichkeit das Vorliegen einer tödlichen Methylalkoholvergiftung. In den meisten Fällen konnte die Vorgeschichte durch Heranziehung und Lenkung der polizeilichen Ermittlungen und durch eigene Befragungen und Untersuchung der Überlebenden in Zusammenarbeit mit den Krankenhäusern weitgehend aufgehellt werden. Es ist aus Raumgründen nicht möglich, auf diese gerichtsmedizinisch sehr lehrreichen Ermittlungsergebnisse im einzelnen einzugehen[1]. Betroffen wurden Menschen nahezu aller Berufsgruppen. Russische und polnische Arbeiter stellten mit 64 Todesfällen den Hauptanteil. Unter den übrigen 39 Personen waren Wirte, Kellner, Köche, Laboranten vorzugsweise beteiligt, also Leute, die berufsmäßig mit geistigen Getränken oder Alkohol zu tun haben. Daraus ersieht man, daß es auch dem Kenner meist nicht möglich

[1] Ernst Schneider hat den klinischen Verlauf einiger von uns untersuchter Fälle beschrieben.

ist, den Unterschied zwischen Äthylalkohol und Methylalkohol (Äthanol und Methanol) wahrzunehmen. Betont sei, daß die überwiegende Mehrzahl der Verunglückten weder gewohnheitsmäßige Trinker noch lebensmüde Personen waren. Die meisten hatten sich den Alkohol verschafft, um die sonst entbehrte Wirkung des „Sorgenbrechers" bei einem besonderen Anlaß zu genießen und waren ahnungslos an dieses Gift geraten. Das Schrifttum lehrt, daß die Gefahr der Massenvergiftungen durch Methylalkohol in Zeiten von Verknappung des Äthylalkohols besonders groß ist. Dazu kommt, wie schon gesagt, die moderne synthetische Methylalkoholdarstellung ohne warnende Verunreinigungen. Diese Voraussetzungen treffen auch für unser Beobachtungsgut zu.

Gehirne und Organteile weiterer 22 in der Zeit vom 4. 4. bis 31. 7. 1945 im Schwabinger Krankenhaus zu München sezierter Leichen (darunter eine reine Äthylalkoholvergiftung) hat uns Professor SINGER in dankenswerter Weise zur Bearbeitung überlassen. Den klinischen Verlauf dieser Fälle hat G. SCHMIDT mitgeteilt. Unser Gesamtmaterial betrifft also 124 Sektionsfälle von Methylalkoholvergiftung.

Die tödliche Äthylalkoholvergiftung, die sich sowohl im Verlauf wie im morphologischen Befund grundsätzlich von der Methylalkoholvergiftung unterscheidet, ist gegenüber der letzteren verhältnismäßig selten geworden. Den hier berichteten 124 Methylalkoholtodesfällen stehen in der gleichen Zeit nur 11 Fälle gegenüber, in denen im Leichenblut kein Methylalkohol, dagegen außergewöhnlich hohe Äthylalkoholwerte nachzuweisen waren, so daß eine tödliche Äthylalkoholvergiftung angenommen werden muß.

Bei den 12 hier ausgeschalteten Berliner Fällen, in denen sich die Vermutung einer tödlichen Alkoholvergiftung nicht bestätigte, fand sich als Todesursache: Einmal Schädelbruch mit Hirnblutung, einmal traumatische innere Verblutung, zweimal Erstickung im Äthylalkoholrausch, einmal Lungenentzündung, einmal Herztod nach mäßigem Äthylalkoholgenuß. Einmal dürfte nach den Ermittlungen wohl eine Vergiftung mit Bariumkarbonat vorgelegen haben, einmal wurde chemisch Glykol- und einmal Essigsäurevergiftung nachgewiesen, einmal hatte Trinken von Benzin und einmal von Äthylenchlorid zum Tode geführt. Einmal konnte die Todesursache trotz chemischer Untersuchung nicht geklärt werden.

Im Laufe der Sektionen fiel auf, daß die Methylalkoholvergiftung bei „protrahiertem Verlauf", d. h. nach einer etwas längeren Überlebensdauer, charakteristische Veränderungen zu setzen pflegt, nämlich *bilaterale Nekrosen in den lateralen Bezirken der Putamina.* Die vorliegende Arbeit setzt sich die Beschreibung dieser Herde zum Hauptziele und will versuchen, sie zu deuten. Soweit die Befunde an den übrigen Organen und die Ergebnisse der chemischen Untersuchungen besondere Fragen aufwerfen, wird auch auf sie eingegangen.

Das Alter der 118 untersuchten Männer schwankte zwischen 15 und 65 Jahren (Durchschnitt 29 Jahre). Die 6 Frauen waren 19 bis 49 (durchschnittlich 34) Jahre alt. Der Zeitpunkt des Trinkens und die Todesstunde konnten in den meisten Fällen mit genügender Genauigkeit festgestellt werden. Die zwischen diesen beiden Daten liegende „Überlebenszeit" schwankte zwischen 10 und 65 Stunden. Die durchschnittliche Überlebenszeit betrug bei den Männern 39,8, bei den Frauen 31,5 Stunden. Soweit man aus den Ermittlungen und den Ergebnissen der chemischen Untersuchungen schließen kann, war die Überlebenszeit besonders in den Fällen abnorm kurz, in denen neben Methylalkohol erhebliche Mengen von Äthylalkohol aufgenommen worden waren. Hierbei fehlte oft das charakteristische Latenzstadium zwischen dem Rausch und dem Beginn der schweren Vergiftungserscheinungen. Wie die Frauen starben auch die Jugendlichen im allgemeinen schneller nach der Giftaufnahme als die erwachsenen

Männer. Bei 7 Jugendlichen zwischen 15 und 20 Jahren (Durchschnittsalter 18,4 Jahre) schwankte die Überlebenszeit zwischen 12 und 48 Stunden (durchschnittlich 33,7 Stunden).

Die Leichenöffnungen erfolgten 4 bis 132, durchschnittlich 48,1 Stunden nach dem Tode. Zur morphologischen Beurteilung wurden nur Fälle ohne Fäulnisveränderungen herangezogen. Histologisch wurden nur die frischesten Fälle untersucht.

Das Gewicht der Leichen schwankte zwischen 55 und 71 kg (Durchschnitt 62,4 kg), die Körpergröße zwischen 154 und 178 (Durchschnitt 167) cm.

## B. Erfahrungen über den Vergiftungsablauf.

Überblickt man den Verlauf der vielen uns zur Kenntnis gelangten Fälle von Methylalkoholvergiftung, so ergibt sich als wesentlichstes Kennzeichen, daß sie fast immer erst im subakuten Stadium zum Tode führten, nachdem der Rauschzustand, falls ein solcher überhaupt vorhanden gewesen, längst abgeklungen war, also nach einer gewissen Latenzzeit. Die Überlebenszeit – wenn man als solche den Zeitabstand zwischen der Aufnahme der größten Giftmenge und dem Tode bezeichnet – hielt sich bei unserem Beobachtungsgut zwischen 10 und 64 Stunden. Die überwiegende Mehrzahl der Vergifteten kam 36 bis 48 Stunden nach der Giftaufnahme zum Tode.

In der Dauer der Überlebenszeit drückt sich der grundsätzliche Unterschied der Methylalkoholvergiftung zur tödlichen Äthylalkoholvergiftung aus. Letztere ist in den typischen Fällen ein Narkosetod, der ähnlich dem Äthertod durch Lähmung des Atemzentrums erfolgt (Aufdermaur). Der Tod tritt hier ausnahmslos wenige Stunden nach der Giftaufnahme auf dem Höhepunkt der Alkoholkonzentration im Gewebe ein. (Man muß hier von den sogenannten Spättodesfällen nach Äthylalkoholvergiftung absehen, d. h. jenen Fällen, in denen der Tod nicht unmittelbar in der Alkoholnarkose erfolgt, sondern durch Ersticken infolge Einatmen von Erbrochenem oder schlechter Lagerung, durch Versagen der Coronardurchblutung, durch Einatmungslungenentzündung, Unterkühlung usw.) Bei der typischen Methylalkoholvergiftung hingegen befindet sich der Giftspiegel in allen Körperflüssigkeiten und Organen zur Zeit des Todes längst auf der absteigenden Linie.

Manche Verläufe mit auffallend kurzer Überlebenszeit und undeutlicher oder nicht vorhandener Latenzzeit zwischen dem akuten Rausch und den schweren, zum Tode führenden Störungen legen allerdings die Vermutung nahe, daß nicht nur Mischzustände zwischen beiden Vergiftungen sehr häufig sind, sondern daß die beiden Wirkungen sich gegenseitig steigern können. Diese Fragen sollen später noch näher behandelt werden.

Abgesehen von dem Füllungszustand des Magens, gleichzeitigem Nicotinmißbrauch, psychischen Einflüssen und anderen unkontrollierbaren Faktoren, denen schon bei der Wirkung des Äthylalkohols eine große Bedeutung zukommt (Elbel u. a.), besteht auch nach unseren Erfahrungen eine große individuelle Verschiedenheit der Empfindlichkeit, und damit schwankt die toxische und tödliche Dosis des Methylalkohols. Ob es gegen Methylalkohol wirklich völlig resistente Personen gibt, muß allerdings bezweifelt werden, wenngleich einzelne Literaturangaben (Franceschi!) dies behaupten. Sicher ist, daß manchmal schon Mengen von 20 g zu deutlichen Vergiftungserscheinungen und 50 g zum

Tode führten. In anderen Fällen wiederum wurden viel größere Mengen beschwerdefrei vertragen bzw. überlebt.

Die berauschende (narkotische) Wirkung des Methylalkohols ist geringer als die des Äthylalkohols. Hierin liegt eine weitere große Gefahr. Allerdings wird in vielen Fällen zunächst ein akutes Rauschstadium mit tiefem Schlaf durchgemacht, zumal meist ja nicht reiner Methylalkohol, sondern ein Gemisch aus Methylalkohol und Äthylalkohol getrunken wird. Der tiefe Trunkenheitsschlaf dauert außergewöhnlich lange, wenn größere Methylalkoholmengen aufgenommen wurden, was mit der langsamen Verarbeitung des Methylalkohols im Organismus zusammenhängt. *Für eine tödliche Methylalkoholvergiftung bedarf es jedoch keineswegs der Aufnahme so großer, notwendigerweise mit Trunkenheit verbundener Mengen. Bei der überwiegenden Mehrzahl unserer Todesfälle vermißten wir eine Volltrunkenheit in der Anamnese.*

Das „Latenz"-Stadium der Vergiftung, dem ein durch die Trunkenheit vertiefter und verlängerter Schlaf vorausgegangen sein kann, bietet keine alarmierenden Symptome. Die Vergifteten klagen über die üblichen „Katerbeschwerden": Kopfweh und Schädelbrummen, Unlust, Appetitlosigkeit, Somnolenz; bei Jugendlichen treten manchmal Magen- und Darmstörungen, saures und galliges Erbrechen sowie Durchfälle auf, Erscheinungen, die bei Ungewohnten nach Trinkexzessen nichts Ungewöhnliches darstellen. Bei trinkfesteren Personen bleibt der Verdauungstrakt zunächst unbeteiligt. Der Zustand des Kreislaufs gibt anfangs zu keiner Besorgnis Anlaß. Von seiten des Nervensystems werden in diesem „Katerstadium" allerdings häufiger als nach Äthylalkoholrausch Störungen gemeldet. Insbesondere die Koordination der Bewegungen scheint stärker als nach Äthylalkohol beeinträchtigt zu sein. Die Vergifteten fühlen sich müde und schlapp, in den Knien weich, ihre etwas ataktischen Bewegungen lassen sie taumeln, ohne daß sie dem psychischen Verhalten nach noch betrunken erscheinen. Manchmal berichten sie auch über kurzdauernde Drehschwindelanfälle. Die Störungen des durch diese Beschwerden beeinträchtigten subjektiven Befindens sind keineswegs erheblicher als bei einem starken „Kater" nach Äthylalkoholmißbrauch. Die Vergifteten gehen gewöhnlich am Tage nach der Giftaufnahme an ihre Arbeit und kämpfen gegen die Wirkung des „Katers" an. Im weiteren Verlauf fällt ihnen auf, daß die gegen das Ende des ersten Tages erhoffte Erleichterung ausbleibt. Der „Kater" ist durch die gewohnten Mittel, wie schwarzen Kaffee, eiweißreiche und saure Mahlzeiten, nicht zu vertreiben, sondern die Erkrankten fühlen sich weiterhin benommen, unlustig und abgeschlagen. Auf dieses *Nichtnachlassen* des subjektiven „Katergefühls" am Ende des ersten Tages sei hier besonders hingewiesen. Wenn ein Alkoholexzeß nicht Nachkrankheiten, etwa eine akute Gastritis, ausgelöst hat, so ist gegen Ende des ersten Tages eine merkliche Besserung des Befindens zu erwarten. *Tritt diese Besserung nicht ein, und steht die genossene Alkoholmenge und der beobachtete Rauschzustand zu dem „Riesenkater" in keinem Verhältnis, so sollte der hinzugerufene Arzt an die Möglichkeit einer Methylalkoholvergiftung denken und sofort entscheidende Gegenmaßnahmen einleiten.*

**Durchschnittlich 20 Stunden nach der Giftaufnahme verschlimmert sich der Zustand oft schlagartig. Nahezu regelmäßig tritt jetzt Brechreiz und oft pausenloses Erbrechen ein, das nun schon als Zeichen einer bedrohlichen Hirnstörung**

aufzufassen ist. Hierzu mischen sich die verschiedensten und oft bunt wechselnden Zeichen der Hirnschädigung: Tonische Starre einzelner Muskelgruppen, klonische Zuckungen, nicht selten sogar große epileptische Krämpfe, psychomotorische Erregung und Verwirrtheit wechseln mit Teilnahmslosigkeit und Schlafsucht. G. SCHMIDT glaubte bei seinen Fällen in dem „Stadium der hinzutretenden Bewußtseinsstörungen" drei Zustände, die sich einander ablösen, zu beobachten: 1. leichte Verhangenheit bis Benommenheit, manchmal mit Euphorie und Verkennung des ernsten Zustandes verbunden. 2. Große motorische Unruhe. 3. Bewußtlosigkeit. Regelmäßig wird über heftige Schmerzen im Oberbauch und im Rücken geklagt, die offenkundig von der Leber und den Gallenwegen ausgehen. Auch starke Gelenk- und Gliederschmerzen sind recht häufig. Die Bauch- und Rückenschmerzen stehen in vielen Fällen so im Vordergrund, daß bei Unkenntnis der Anamnese der untersuchende Arzt verleitet werden könnte, eine akute Perforation oder Gallen- bzw. Nierenkoliken anzunehmen, zumal auch leicht erhöhte Temperaturen vorkommen.

Die für die Methylalkoholvergiftung so charakteristische Sehstörung tritt frühestens zu Beginn des zweiten Tages auf, zunächst in Form eines undeutlichen „nebelhaften" Sehens. Die Erkrankten können die Uhr nicht mehr richtig erkennen, oder fragen, warum es so dunkel sei. Über das Auftreten von Sternchensehen, Flimmern, Gesichtsfeldeinschränkungen kann der Prozeß bis zu völliger Erblindung fortschreiten. Oft tritt der Tod ein, noch bevor es zur völligen Erblindung gekommen ist. Die Sehstörung bildet sich, falls die Vergiftung überlebt wird, in den meisten Fällen nach mehreren Tagen wieder zurück, wobei allerdings recht häufig Störungen der Sehschärfe und meist zentrale Einschränkungen des Gesichtsfeldes bestehen bleiben. Der Augenhintergrund zeigt in den akuten Fällen gewöhnlich Hyperämie der Venen und Unschärfe des Papillenrandes, manchmal auch eine Prominenz der Papille um 1 bis 2 Dioptrien, seltener das ausgesprochene Bild einer Neuritis nervi optici. Der Ausgang in völlige Erblindung ist im Falle des Überlebens nach unserer Erfahrung verhältnismäßig selten. Auch wir haben von einzelnen Fällen gehört, in denen es nach einer vorübergehenden Besserung des Sehvermögens zu einer in totaler Blindheit endenden Opticusatrophie gekommen war. Öfter blieb der Prozeß bei einer pathologischen Blässe der temporalen Papillenhälfte stehen. Die Pupillen sind oft im zweiten Stadium der Vergiftung weit und verengen sich auf Lichteinfall nur träge. Für die Stellung der Frühdiagnose und die Einleitung lebensrettender Maßnahmen darf das Auftreten sicherer Sehstörungen nicht abgewartet werden. Denn die Sehstörung entsteht vielfach erst kurz vor dem Tode, zu einem Zeitpunkt also, in dem der Ablauf des Krankheitsgeschehens durch keine Maßnahmen mehr aufgehalten werden kann.

Entscheidend für das Schicksal der Erkrankten ist das Verhalten des Kreislaufs. Der Puls bleibt oft viele Stunden nach der Giftaufnahme gut gefüllt. Die Vergifteten gehen oft noch bis eineinhalb Tage lang ihrer Arbeit nach, bis sie plötzlich, im Anschluß an eine geringfügige Anstrengung, ohnmächtig zusammenbrechen. Dieses typische Verhalten des Kreislaufs kann die erstuntersuchenden Ärzte dazu verleiten, trotz bereits vorhandener Leberschmerzen und cerebralen Erbrechens dem Krankheitsbild keine ernste Bedeutung beizumessen, da der Puls noch der Norm entspricht. Kommt es dann zum schlagartigen Versagen des

Kreislaufs und zum raschen Tod, so ist die Annahme eines plötzlichen Herztods infolge Coronarinsuffizienz bei Unkenntnis der Vorgeschichte die häufigste und wird auf dem Totenschein als Todesursache bescheinigt. Nach dem für Methylalkoholvergiftung so typischen plötzlichen Zusammenbruch des Kreislaufs ist der Puls kaum zu tasten, fadenförmig, die Herzaktion unregelmäßig, leise und eher frequent. Die Glieder werden kühl und feucht, das Gesicht cyanotisch, der Blutdruck sinkt ab. Die Atmung vertieft sich meist nach dem KUSSMAULschen Typ; zunehmender Lufthunger und feinblasiges Rasseln kündigen das beginnende Lungenödem an. In diesem Stadium kollabieren die Venen oft so, daß die Punktion nicht mehr gelingt. Gegen Ende des zweiten Tages ist nicht selten eine leichte subikterische, eigentümlich graugelbe Hautverfärbung zu sehen. Das Krankheitsbild wird von dem durch keine Maßnahme beeinflußbaren Kreislaufversagen beherrscht. Gewöhnlich erfolgt der Tod, noch ehe sich ein voll ausgeprägtes Lungenödem entwickelt hat. Das Sensorium ist gegen das Ende zu immer getrübt, doch werden heftige Bauch- und Rückenschmerzen gewöhnlich bis zuletzt geäußert. Verwirrtheits- und Erregungszustände sind seltener als ein ruhiges schläfriges Verhalten, das allerdings gewöhnlich bis zum Tode von einzelnen Krampfattacken unterbrochen wird. Manchmal geht unwillkürlich Urin ab, viel seltener Stuhl, letzteres häufiger bei jugendlichen Personen, bei denen auch öfters als bei Älteren Reizerscheinungen von seiten der Darmschleimhaut beobachtet werden. Bei der Mehrzahl der Vergifteten besteht eher Verstopfung.

Wird die Vergiftung überlebt, so tritt am dritten Tag nach der Vergiftung eine sichtliche Wendung zum Besseren ein. Der Kreislauf erholt sich, der Leberschmerz läßt nach und auch die Hirnerscheinungen, insbesondere der Brechreiz, gehen zurück. Nur die Sehstörung erreicht ihren Höhepunkt in schweren Fällen erst gegen Ende des dritten Tages. Entsprechend der langsamen Ausscheidung des Methylalkohols dauert es oft eine ganze Woche, bis sich die Patienten wieder völlig hergestellt fühlen. Unter den Dauerschäden ist die bereits besprochene Sehstörung am wichtigsten. Abgeschlagenheit und leichte Ermüdbarkeit, juckende Hautsensationen, Brennen, Gefühl des Einschlafens, Kribbeln, besonders an den distalen Gliedmaßenabschnitten, und andere in Richtung einer sensiblen Polyneuritis deutende Mißempfindungen bleiben oft längere Zeit zurück. Dagegen wurden uns bei den Überlebenden bisher keine greifbaren Veränderungen des Reflexbefundes bekannt. Auch können wir über keine Nachkrankheiten von seiten des Kreislaufs und der Leber berichten, die sicher auf Methylalkoholvergiftung bezogen werden könnten.

## C. Die anatomischen Befunde.

76 der hier zu referierenden Sektionen wurden vom Verfasser, 28 von Assistenten des Berliner Gerichtsmedizinischen Instituts und von Gerichtsärzten der Stadt Berlin, 20 von Assistenten des Pathologischen Instituts am Schwabinger Krankenhaus zu München ausgeführt. Aus zeitbedingten Gründen mußte sich die histologische Untersuchung auf einen Querschnitt durch das umfangreiche Organgut beschränken, der aber gleichwohl zusammen mit den makroskopischen Eindrücken ein abgerundetes Bild von den morphologischen Veränderungen

vermittelt. Der summarischen Mitteilung der Befunde seien Auszüge aus den Protokollen von vier typischen Fällen vorangestellt.

## 1. Beschreibung einzelner Fälle.

**a) Fall 50:** Der 23jährige ukrainische Hilfsarbeiter Alexander P. war ein gesunder, heiterer und lustiger, dem Alkohol etwas zugetaner Mensch, der seine Freizeit gewöhnlich außerhalb des Wohnlagers in einem nicht näher bekannten Freundeskreis zubrachte. Am Sonntag, dem 16. 7. 1944, verließ er um 8 Uhr das in Berlin-Niederschönhausen befindliche Lager und kehrte erst um 23 Uhr betrunken zurück. Am Morgen des 17. 7. von seinen Stubenkameraden geweckt, erklärte er, wegen Magen- und Herzschmerzen nicht zur Arbeit gehen zu wollen. Als die Kameraden um 17.30 Uhr heimkehrten, fanden sie ihn tot im Bett.

Bei der am Vormittag des 18. 7. im Gerichtsmedizinischen Institut vorgenommenen Leichenöffnung fiel der etwas infantile Habitus des sonst kräftig gebauten jungen Mannes auf. Die außergewöhnlich reichlichen Totenflecke erstreckten sich am Kopfe auch nach vorn über das ganze Gesicht. Die Lippen waren blaurot geschwollen. In der Rückenhaut fanden sich innerhalb der Totenflecke zahlreiche punktförmige bis linsengroße Blutaustritte. Die weichen Schädeldecken waren sehr blutreich, der Schädel auffallend lang, die Pfeilnaht verknöchert, die Blutleiter der harten Hirnhaut von reichlich flüssigem Blut erfüllt. An der Innenseite der harten Hirnhaut fanden sich allenthalben zarte bräunliche Auflagerungen. Das Gehirn füllte den Schädelraum sehr gut, fast prall aus. Die weichen Häute waren sehr blut- und saftreich, die Hirnwindungen etwas abgeplattet, die Kleinhirntonsillen sprangen deutlich hervor. An der Schnittfläche des Gehirns war ein an Brennspiritus erinnernder, aber nicht sehr deutlicher aromatischer Geruch wahrzunehmen. Zahlreiche stark zerfließende Blutpunkte deuteten auf vermehrten Blut- und Saftgehalt hin. Das Grau der Stammganglien wie der Rinde zeigte stellenweise eine abnorme Fleckung. *Davon abgesehen fanden sich in den Putamina lateral gelegene, gegen das übrige Grau gut abgesetzte Erbleichungen. (Auch an den formalingehärteten Hirnblöcken sind die Herde drei Jahre später noch deutlich zu erkennen. Sie betreffen auf einem Frontalschnitt in Höhe des vordersten Thalamus etwas mehr als die Hälfte des Putamens. Offenbar infolge der Schwellung des erbleichten Gebietes ist es auch zu einer leichten Ausbuckelung gegen die äußere Kapsel hin gekommen.)*

Das Bauchdeckenfett war 0,5 cm dick, seine Farbe etwas fahl. Die Schilddrüse war etwas größer, ohne Knoten, ebenso die Halslymphknoten. Beide Gaumenmandeln schmutzig-grünlich verfärbt, von gelblichen nekrotischen Pfröpfchen durchsetzt. Die Luftröhre und besonders die Hauptbronchien waren von glasigem, zähem Schleim erfüllt, ihre Schleimhaut gerötet und verdickt. An der rechten Lungenspitze bestanden strangförmige Pleuraverwachsungen, sonst waren die Lungen überall frei. Sie waren schwer, auf den Schnitt sehr blutreich, aber nicht ausgesprochen ödematös. Die Festigkeit war ganz allgemein etwas erhöht. Verdichtungsherde fanden sich jedoch nicht. Der abstreifbare Lungensaft hatte eine leicht rostbraune Färbung.

Das Herz war 300 g schwer und von normaler Größe. Am rechten Anteil war es erweitert und prall mit flüssigem Blut gefüllt. Das Herzfell zeigte eine diffuse milchige Trübung, die besonders über der linken Kammer deutlich war. Unter dem Herzfell, besonders an der Kranzfurche, an der Herzrückseite und am scharfen Herzrand sah man zahlreiche punktförmige bis linsengroße Blutaustritte. Das Herzfleisch war braunrot, trübe, mit zahlreichen fleckigen und streifigen helleren Herden, so daß besonders an den Papillarmuskeln der rechten Kammer eine deutliche Tigerung erkennbar war. Die Tigerung war auch an den Schnittflächen durch das gelbbraunrote Herzfleisch mehrfach zu erkennen. An den Zipfelklappen war auffällig, daß ihre Ränder etwas verdickt, wie gequollen waren. Sonst waren die Herzklappen zart und ohne Auflagerungen.

Die Leber hatte gewöhnliche Größe und Gestalt, ihre Kapsel war glatt und durchsichtig. Sie wog 1300 g und war in ihrer Konsistenz erheblich herabgesetzt, brüchig. Auf Ober- und Schnittfläche zeigte sich eine unregelmäßige gelbrotbraune Fleckung. Die Läppchenzeichnung war undeutlich. Stellenweise sah man die dunklen Läppchenzentren etwas eingesunken. Von den Schnittflächen floß reichlich dünnflüssiges Blut ab. Die Gallenblase war prall mit schwarzbräunlicher, dünnflüssiger Galle erfüllt. Die Gallenwege waren durchgängig. Das Bindegewebe des Gallenblasenbettes erschien aufgelockert.

Die Milz war größer und fester als gewöhnlich, 160 g schwer, ihre Kapsel nicht verdickt, nahezu gespannt. An der Schnittfläche sah man die Trabekel deutlich, die grauen Follikel vergrößert, unscharf, zum Teil zusammenfließend, die Konsistenz des Markes nicht auffällig verändert.

Die Bauchspeicheldrüse war ziemlich klein und hochgradig von Blutungen durchsetzt. Auch die Nebennieren schienen etwas kleiner als gewöhnlich. Sie hatten eine fahlgelbe Rinde von geringem Lipoidgehalt, die gegen das guterhaltene graue Mark durch eine ausgeprägte Pigmentschicht abgesetzt war.

Die Nieren wogen 150 und 170 g, waren glattwandig, von leicht herabgesetzter Festigkeit. Beim Abziehen der Kapsel blieb Rindengewebe an der Kapsel haften. Auf dem Schnitt schien die Zeichnung der Rinde und des etwas dunkleren Markes trübe. Beide Nierenbecken, besonders das rechte, waren etwas erweitert, beide enthielten stark trüben, offenkundig eitrigen Harn. Die Schleimhaut der Nierenbecken und der Harnleiter war samtartig verdickt, zum Teil abschilfernd und von Blutungen durchsetzt. Auch die Harnblasenschleimhaut war leicht entzündet. In der Harnblase befanden sich etwa 50 ccm eines gelblichen, trüben Harnes. Die inneren Geschlechtsorgane waren etwas hypoplastisch.

Im Magen fanden sich etwa 300 ccm einer stark sauer riechenden, von Speisebröckeln untermischten Flüssigkeit. Die Magenschleimhaut war deutlich geschwollen, von zahlreichen frischen Blutungen durchsetzt. Die Schleimhautfalten waren erhöht und verdickt, die Unterschleimhautschicht gelockert. Im oberen Dünndarm war dünnflüssiger, gallig gefärbter Inhalt, die Schleimhaut hier ebenfalls gerötet und verdickt. Im unteren Dünndarm und im Dickdarm sah man keine auffälligen Veränderungen. Der Dickdarm enthielt mäßig reichlich geformten Kot.

Zur histologischen Untersuchung wurden mehrere Blöcke vom Gehirn in Paraffin eingebettet. Die übrigen Organe wurden teils an Paraffinschnitten, teils an Gefrierschnitten beurteilt.

In dem mit Methylviolett gefärbten Schnitt durch die Stammganglien in mittlerer Höhe hebt sich für das unbewaffnete Auge der am frischen Gehirn als „Erbleichung“ imponierende Herd als leichte Aufhellung der lateralen Putamenpartien ab. Betrachtet man das Putamen mikroskopisch, indem man von medial nach lateral wandert, so lockert sich das Maschenwerk des Grundgewebes allmählich auf, dadurch die „Erbleichung“ erzeugend. An manchen Stellen, wo eine ausgesprochene capillare Hyperämie herrscht, ist diese Auflockerung besonders hochgradig. In der Umgebung der strotzend gefüllten Gefäße sieht man breite, stark aufgelockerte Zonen. Die Ganglien- und Gliazellen zeigen keine greifbaren Veränderungen. Im Hämatoxylineosinpräparat tritt die Aufhellung des erbleichten Gebietes makroskopisch deutlich zutage (Abb. 1). Im Hirnstamm fällt eine starke Blutfülle der kleinen Venen auf, besonders die am Boden des vierten Ventrikels sind strotzend gefüllt. Blutungen sind nicht vorhanden.

An den Gefrierschnitten vom Herzen sieht man eine Verbreiterung und Verquellung der Gefäßwände der meist ziemlich stark blutgefüllten Gefäße. An einigen Stellen besteht eine ausgesprochene capillare Hyperämie. Hier ist es da und dort zum Austritt von Blutkörperchen ins Gewebe gekommen. Die adventitiellen Räume sind erweitert und von Ödemflüssigkeit erfüllt, die sich wenig anfärbt. Die Herzmuskelfasern färben sich an einigen Stellen eigentümlich fleckig.

Im Fettbild sieht man schon makroskopisch einzelne verfettete Streifen. Die ziemlich hochgradige Verfettung ist fein- bis mitteltropfig und hat in Streifenform einige Muskelbündel ergriffen, während dazwischenliegende Partien freigeblieben sind. Der größte Teil der Muskelfasern ist frei von Fett. An einzelnen Fasern subendocardial gelegener Muskelbündel nimmt man eine viel geringgradigere feinsttropfige Verfettung wahr.

Am Gefrierschnitt durch die Leber fällt die starke Hyperämie der kleinen Lebervenen und der Läppchenzentren auf. Hier erstrecken sich von stark erweiterten Zentralvenen strotzend gefüllte Capillaren zwischen die Leberbalken hinein. Diese zeigen zentral eine deutliche Auflockerung ihres Gefüges, welche stellenweise bis zur Dissoziation einzelner Zellen fortschreitet. Die Capillarendothelien und Kupfferschen Sternzellen sind sehr deutlich sichtbar, vielfach abgehoben von den Leberzellen. Das Bindegewebe der Glissonschen Dreiecke erscheint ödematös gequollen. Die größeren Gefäße zeigen eine ähnliche Auflockerung und Verbreiterung ihrer Wand wie im Herzen. Das Fettbild zeigt eine ziemlich diffuse mittelbis feintropfige Verfettung der Leberzellen. Stellenweise füllen auch große Fetttropfen die Leberzellen aus. Fast alle Leberzellen sind ergriffen, am stärksten allerdings die in der Umgebung der Zentralvenen. Keine sichere Verfettung von Sternzellen.

In den Lungen ist der auffälligste Befund die überaus starke capillare Hyperämie. Daneben stellenweise Ödem in den sonst lufthaltigen Alveolen, sowie kleine peribronchiale Leukocytenanschoppungen. Stellenweise zahlreiche pigmentführende Wanderzellen.

In der Milz starke Blutfülle der Sinus und der Maschenmäntel des Reticulums. Die dazwischenliegenden Milzkörperchen erscheinen in den Randzonen ödematös aufgelockert, besonders in der Umgebung von Pinselarteriolen. Die Zentralarterien sind vielfach erweitert und zeigen eine Verbreiterung und Homogenisierung der subendothelial gelegenen Wandschichten.

In den Nierenschnitten sieht man eine außerordentlich starke capillare Hyperämie der Rinde und des Markes. Auch die Glomeruli sind stark hyperämisch. Die BOWMANschen Kapseln erscheinen etwas verbreitert und homogenisiert. An manchen Stellen ist auch eine homogene Verbreiterung des Grundhäutchens der Kanälchen deutlich. An den Kanälchenepithelien keine deutliche Änderung. Die Wände der Arteriolen und das begleitende Bindegewebe zeigen ebenfalls eine gewisse Auflockerung und Verquellung. Im Fettbild sieht man eine selektive Verfettung der Hauptstücke. Das Fett liegt in kleinen Tröpfchen im Protoplasma der Epithelzellen an ihrer Basis. Diese Verfettung hat etwa die Hälfte der Hauptstücke ergriffen, ohne daß ein besonderes Verteilungsprinzip erkennbar wäre. Im Mark sind nur die Epithelien vereinzelter Mittelstücke verfettet, nicht aber die dünnen Anteile der Henleschen Schleifen. Dagegen nimmt das zwischen den Kanälchen liegende homogene Gewebe an manchen Stellen Fettfarbstoff in Form eines mehr diffusen Schleiers an. Die Nierenbeckenschleimhaut bietet histologisch das Bild einer akuten eitrigen Entzündung. Eine Beteiligung des angrenzenden Nierengewebes ist nicht gegeben.

Die chemische Untersuchung ergab im Leichenblut 137, im Harn 128 und im Mageninhalt 141 mg % Methylalkohol. Die WIDMARKsche Probe ergab im Leichenblut einen Wert von 2,55‰, im Harn von 3,92‰ reduzierender Substanzen, berechnet auf Äthylalkohol.

Zusammenfassend kann man sagen, daß dieser in seinen endokrinen Organen etwas unterentwickelte junge Mann verhältnismäßig rasch einer tödlichen Methylalkoholvergiftung erlegen ist. Zum raschen Eintritt des Todes mag wohl auch eine akute Entzündung der Gaumenmandeln und der Nierenbecken mit beigetragen haben.

**b) Fall 64:** Der 32jährige russische Arbeiter Alexander G. dürfte im Laufe des 26. 8. 1944 – vielleicht auch schon am Vortag – wiederholt getrunken haben. Am Abend des gleichen Tages nahm er an einer Abschiedsfeier teil. Über den weiteren Verlauf ist nur bekannt, daß er am 27. 8. über Kopfschmerzen geklagt haben soll, bis er um 21.55 Uhr plötzlich verstarb. Die Sektion erfolgte im Berliner Gerichtsmedizinischen Institut am 29. 8. 1944, 8 Uhr.

Bei der äußeren Besichtigung der Leiche fiel der aus Mund und Nase ausgetretene, erbrochene braunschwarze Mageninhalt und wiederum eine starke Cyanose des Gesichts auf. Die Bindehäute waren gerötet und von klebrigem Sekret bedeckt, der Bauch straff eingezogen.

Nach Abheben des Schädeldaches fand sich unter der gespannten harten Hirnhaut ein in seinen Windungen deutlich abgeplattetes Gehirn, an dessen Schnittfläche man keinen besonderen Geruch wahrnehmen konnte. Die frontal geführten Schnitte deckten eine mehr teigig weiche Konsistenz der weißen Marklager auf, die nicht besonders feucht, aber sehr blutreich waren. Das Rindengrau sprang an der Schnittfläche gegenüber dem Mark vor. Die Blutadergeflechte erschienen blutreich und ödematös. *Die Schnitte durch die Linsenkerne trafen besonders ausgeprägte Erbleichungsherde, die vollkommen symmetrisch beiderseits die lateralen Hälften und in ihrer größten Ausdehnung fast die gesamte Breite der Putamina bis auf einen schmalen medialen Saum einnahmen. Inmitten dieser Erbleichungen fanden sich, wiederum völlig symmetrisch, je ein kugeliger rötlicher Erweichungsherd von 7 mm größtem Durchmesser.* Das Gehirn wog 1200 g.

Der übrige Sektionsbefund entsprach im wesentlichen dem gewohnten Bild: Blutfülle aller Organe, besonders der Brusthöhle, schlaffer, leicht fleckiger Herzmuskel, Schwellung und Rötung der Bronchialschleimhaut, beginnende hypostatische Pneumonie, schlaffe, brüchige, gelblich fleckige Leber, prall gefüllte Gallenblase, herabgesetzte Konsistenz der Nieren, deren Rinde beim Abziehen an der Kapsel haften blieb. Die Milz war in diesem Fall außergewöhnlich weich, entzündlich zerfließlich, die Milzfollikel vergrößert, an der Schnittfläche vorspringend. Der Mageninhalt roch kotig, er stammte offenbar aus dem unteren Dünndarm. Im Dickdarm war geformter Stuhl.

Histologisch zeigt ein nach NISSL gefärbter Frontalschnitt durch die Mitte der Linsenkerne die große, deutlich abgrenzbare kugelige Erbleichung im Putamen, deren Zentrum nahe dem lateralen Putamenrand sitzt, medial, basal und dorsal unveränderte Gebiete freilassend. Im Zentrum dieser Erbleichung findet sich ein von Blutungen durchsetzter Herd. In dem nicht erbleichten Gebiet der mediobasalen Putamenecke (nahe der Substantia innominata) sieht man zunächst normale Verhältnisse. Die Gefäße sind sehr stark gefüllt. In der unmittelbaren Umgebung der Gefäße scheint das Grundgewebe leicht aufgelockert zu sein. Schreitet man zum Herd hin, so erkennt man, daß ziemlich plötzlich dieses sich entsprechend der NISSLfärbung kaum anfärbende, aber bei leichter Abblendung deutlich erkennbare Grundgewebe nicht nur in der unmittelbaren Umgebung der Gefäße netzartig aufgelockert ist, sondern diffus. Dadurch kommt, zusammen mit der geringeren Dichte der zelligen Elemente, die blasse Färbung zustande. In der medio-dorsalen Ecke ist die Zahl der kleinen und großen Striatumzellen nicht vermindert. Sie sind auch durchaus normal gestaltet, zeigen große, bläschenförmige Kerne mit regelrechter Chromatinverteilung und deutlichen Kernkörperchen. Die NISSLsubstanz der Zelleiber ist bei den kleinen Striatumzellen feinkörnig (Abb. 12-13b), bei den großen grobschollig, oft auch verbacken und randständig (Abb. 12a). Auch an den Gliazellen (Abb. 12-13c, d) und den Gefäßendothelien sieht man nichts Auffälliges. Die Wände mancher Präcapillaren sind eigentümlich verbreitert, wie verquollen. Verfolgt man nun das Präparat in den Herd hinein, so bemerkt man folgendes: Dort, wo sich das Grundgewebe netzartig auflockert, stehen die Zellen weniger dicht. An den kleinen Ganglienzellen sieht man eigenartige Veränderungen. Während einzelne noch leidlich geformt sind, scheinen viele in völliger Auflösung begriffen zu sein. Sie habe keine scharfen Zellgrenzen mehr. Die NISSLsubstanz scheint sich in Form von kleineren und größeren Körnchen ins Gewebe zu ergießen. Oft ist auch der Kern geborsten und nur ein krümeliger Haufen von Zelltrümmern deutet den Untergang einer kleinen Striatumzelle an. Ein Teil der kleinen Striatumzellen wandelt sich in anderer Richtung um: Der Kern schrumpft und wird dunkel, er verliert seine runde Gestalt, wird meist dreieckig mit leicht abgerundeten Ecken. Der umgebende Zelleib verliert die NISSLkörnung, wird blaß und homogenisiert sich, ist aber zum Unterschied von dem schon beschriebenen Auflösungsprozeß scharf begrenzt. Während die erstere Form der „schweren Zellerkrankung" NISSLs entsprechen dürfte (Abb. 32 des SPIELMEYERschen Lehrbuches), scheint letztere der „ischämischen Veränderung" analog zu sein (Abb. 16-17g). Schließlich kann die ganze Zelle bis zur Zellschattenbildung abblassen und endlich ganz verschwinden. Auch an den großen Striatumzellen sieht man allenthalben die charakteristischen Nekroseveränderungen, wie Wand- und Totalhyperchromatose des Zellkerns, Tigrolyse des Zelleibes bis zur Zellschattenbildung (Abb. 14e). Ein Großteil der Nervenzellen scheint jedoch bei unbefangener Betrachtung auch innerhalb des Herdes gegenüber den gesunden Randpartien nicht verändert. Allerdings mögen feinste cytologische Veränderungen bei der nicht ganz frischen Formolfixierung verlorengegangen sein. Zweifellos ist auch die Glia erkrankt. In der gesunden Randzone färben sich die Oligodendrogliakerne tief dunkelblau (Abb. 12-13d). Die Astrocyten haben helle, meist ovale Kerne und unterscheiden sich von den kleinen Ganglienzellen hauptsächlich durch das Fehlen eines deutlichen Zelleibes (Abb. 13c) und eines deutlichen Nucleolus. Innerhalb des Herdes zeigt ein Großteil der Gliazellen keine deutliche Veränderung. Daneben sieht man aber auch reichlich eckige oder unregelmäßig geschrumpfte, sich dunkel anfärbende Gebilde, die als pyknotische Astrocytenkerne oder Kerntrümmer anzusprechen sind. An den Mikrogliakernen sind gelegentlich, wenn auch in geringerem Maße, pyknotische Erscheinungen zu beobachten. Im ganzen Herdbereich sieht man an den Endothelien der strotzend gefüllten Capillaren Pyknosen und Kernaufsplitterungen neben gut erhaltenen Endothelzellen (Abb. 15-17h). Recht eindrucksvoll ist es, wie gerade im Zentrum der Blutungen viele caryorrhektische Endothelkerne herumliegen (Abb. 18). Die Blutung erweist sich dadurch eindeutig bedingt durch eine Schädigung der Capillarwände. Gelegentlich ist ein kleines, von pyknotischen Endothelkernen umsäumtes Zentrum frei von roten Blutkörperchen, so daß der Eindruck einer undeutlichen Ringblutung entsteht (Abb. 18). Es fehlt aber das Charakteristikum der Ringblutung, nämlich die zentrale Nekrose mit umgebendem Gliawall. Gliöse Proliferationen haben wir in den Herden stets vermißt, wenn man von gelegentlich vergrößerten und chromatinärmeren und deshalb vielleicht als „aktiviert" anzusprechenden

Satelliten von großen nekrotischen Striatumzellen (Abb. 14f) absieht. Bei diesen vereinzelten Befunden kann man aber noch nicht von Neuronophagien sprechen. Auch war nirgends ein vermehrter Austritt von weißen Blutzellen zu beobachten. Wir haben auch vergeblich nach typischen leukocytären Wanderzellen innerhalb der Nekrose gesucht. Bei manchen der gelappten Formen fällt die Entscheidung schwer, ob pyknotische, caryorrhektische Astrocyten bzw. Gefäßendothelien oder veränderte Leukocyten vorliegen. Typische polymorphkernige Leukocyten haben wir aber nicht gesehen. Nahe dem lateralen Rand sieht man im Putamen, außerhalb der Blutungszone, Präcapillaren, aus denen eine größere Menge sich blaßlila anfärbender Flüssigkeit, anscheinend Blutplasma, ausgetreten ist und sich ins Gewebe ergossen hat (Abb. 19). Besonders bei leichter Abblendung deckt man an zahlreichen Stellen solche Plasmaaustritte auf, weil sich die homogene, das Grundnetz verdrängende Masse dann deutlich gegen dieses abhebt.

Die Venen im Bereich der äußeren Kapsel und des Claustrums, ferner an der basalen Putamenbegrenzung, in der Substantia innominata und innerhalb des Globus pallidus sind alle erweitert und strotzend blutgefüllt. Aus einigen dieser Venen hat es etwas geblutet. Die Ganglienzellen des Pallidums und Claustrums sind wohlgestaltet und zeigen keinen greifbaren krankhaften Befund. In der Inselrinde fallen bei schwacher Vergrößerung kleinere Lücken vorwiegend der dritten Brodmanschen Schicht auf, in deren Mitte sich gewöhnlich eine strotzend gefüllte, auch einzelne Blutkörperchen außerhalb der Strombahn zeigende Venule befindet. Der Austritt einer homogenen Masse ins Gewebe ist hier nicht zu sehen. Im Bereich dieser Lücken sieht man Gebilde, die vielleicht als nekrotische Ganglienzellreste anzusprechen sind.

Im HE-Schnitt hebt sich die Erbleichung und in ihrer Mitte die Blutung noch deutlicher von der gesunden Umgebung ab (Abb. 8). Die offenkundig durch Ödem bedingte Auflockerung des Grundgewebes wird dadurch deutlich. Diese Auflockerung sieht man außerhalb der Herde nur in der unmittelbaren Umgebung der Capillaren und Venen. Das HE-Präparat macht auch die Art und Anordnung der Blutungen im Zentrum der Nekrose deutlich. Sämtliche Capillaren sind strotzend gefüllt und maximal erweitert. Das Nekrosezentrum bekommt dadurch das Aussehen eines Injektionspräparates. Die Blutungen halten sich entlang der erweiterten Capillaren (Abb. 11).

Auch im verlängerten Mark sieht man in der Umgebung der überfüllten Capillaren netzartige Auflockerungen des Grundgewebes mit blaßgefärbter Ödemflüssigkeit in den adventitiellen Räumen. Die subependymalen Venen am Boden des vierten Ventrikels sind stark gefüllt. Vereinzelt findet man auch Blutkörperchen außerhalb der Strombahn neben diesen Venen. Ähnliche kleine Blutungen sind auch im oralen Teil der Rautengrube im Bereich des Locus coeruleus und an anderen Stellen des Hirnstammes lokalisiert.

Im Herzen sieht man histologisch ein ziemlich starkes interstitielles Ödem. Einzelne subendokardial gelegene, offenbar dem Reizleitungssystem angehörige Fasern sind gering feinsttropfig verfettet. In der Leber ist keine wesentliche Auflockerung des Balkengefüges vorhanden. Nur um die Zentralvenen herum sind die Zellsäulen offenbar infolge der enormen venösen Hyperämie etwas auseinandergedrängt. Andere Stellen zeigen beginnende Capillarmobilisation. Es besteht eine mäßige, feintropfige, ausgesprochen zentrale Verfettung.

Das Bild der Niere ist gekennzeichnet durch starke capillare Hyperämie und eine ödematöse Auflockerung der Stützsubstanzen. Im Fettbild sieht man eine selektive, ziemlich starke, mitteltropfige Verfettung einzelner breiter Schleifenteile und gerader Stücke. Die Lungen zeigen starkes Ödem und beginnende bronchopneumonische Anschoppung. Die Milz ist ausgesprochen ödematös. Am Magen, Dünndarm, Pankreas, Aorta und quergestreifter Muskulatur ist, abgesehen von gelegentlichen Petechien, histologisch nichts Besonderes zu sehen. Das histologische Bild der Netzhaut läßt infolge autolytischer Veränderungen eine sichere Beurteilung nicht zu.

Die chemische Untersuchung wies im Blut 34, im Mageninhalt 46,5 mg % Methylalkohol nach. Die Probe nach WIDMARK ergab für das Blut 1,80‰, für den Liquor 1,73 und für den Harn 2,05‰ reduzierende Substanzen, berechnet auf Äthylalkohol.

**c) Fall 90:** Der 28jährige Volksdeutsche aus der Ukraine Georg S. trank am Samstag, den 14. 10. 1944, 19 Uhr, zusammen mit dem Ukrainer H. und dem Italiener C. Am Montag ging er zur Arbeit, fühlte sich aber nicht wohl und war „bleich wie eine Leiche“. Am Dienstag früh erblindete er. Sein Bewußtsein trübte sich, er fing an zu phantasieren. Noch vor der Einlieferung ins Krankenhaus verstarb er am Dienstag, dem 17. 10. 1944, 12.45 Uhr. Diese Überlebenszeit von etwa 65 Stunden ist die längste von uns einwandfrei beobachtete. Die beiden Mittrinker waren schon geraume Zeit vorher gestorben. Die Sektionen erfolgten 24 Stunden später im Leichenraum eines Berliner Friedhofes.

Bei Georg S. fielen außer Cyanose sehr weite Sehlöcher und konjunktivische Verklebungen auf. Der Bauch war kahnförmig eingezogen.

Die weichen Hirnhäute erschienen sulzig durchtränkt. Die Hirnschnittflächen waren sehr feucht und sehr blutreich. *Die Putamina zeigten beiderseits symmetrische Erbleichungsherde, welche ihre äußeren beiden Drittel einnahmen. Inmitten dieser Erbleichungen fand sich beiderseits je eine rötliche, von Blutungen durchsetzte Erweichung.*

Die quergestreifte Muskulatur wirkte eigenartig glänzend und klebrig. Auch der Bauchfellüberzug der Darmschlingen war eigenartig klebrig. Er zeigte an den Berührungsstellen eine stärkere Gefäßzeichnung, war aber sonst glatt, glänzend und durchsichtig. Das Herz war totenstarr, aber im Spitzenteil der linken Kammer nicht völlig zusammengezogen. Die Muskulatur der linken Kammer zeigte eine undeutliche, streifige Fleckung. Die Lungen waren an allen Schnittflächen sehr blutreich und von herabgesetztem Luftgehalt, in den abhängigen Partien ödematös. Sie enthielten alte tuberkulöse Narben.

Die Milz hatte eine leicht gerunzelte Kapsel, die Follikelzeichnung war deutlich, die Follikel nicht vergrößert, Mark war reichlich abstreifbar. Am Magen fiel die aufgelockerte Unterschleimhaut auf. Die Leber war in der Festigkeit deutlich herabgesetzt. Die Läppchenzeichnung war undeutlich, die Farbe im allgemeinen gelbbraunrot, stellenweise durch heller gefärbte Herde fleckig, die Gallenblase wiederum außerordentlich prall mit ziemlich dünnflüssiger schwarzer Galle erfüllt, das Gallenblasenbett aufgelockert. Die Nebennieren waren beiderseits ziemlich groß, ihre Rinde lipoidreich, das Mark taubengrau und gut erhalten. Die Nieren hatten deutlich herabgesetzte Konsistenz. Ihre Kapseln ließen sich stellenweise nur unter Substanzverlust der Rinde abziehen.

In den mit Kresylviolett gefärbten Paraffinschnitten durch die Stammganglien sieht man schon makroskopisch eine deutliche Erbleichung von kugeliger Gestalt, welche den größten Teil des Putamens ergriffen hat. Nur die mediobasale Ecke, der dorsale Zipfel und ein diese beiden Gebiete verbindender, schmaler, an das Pallidum grenzender Streifen des Putamens zeigen normalen Farbton. Innerhalb des ergriffenen Gebietes sieht man schon mit freiem Auge zahlreiche Blutungen. Es handelt sich um typische Diapadesisblutungen aus Capillaren, die im Sinne einer Stase erweitert sind. Bei Lupenvergrößerung erkennt man überall im Gehirn eine starke venöse Blutfülle, die zu perivaskulären Gewebsauflockerungen, stellenweise auch zu Serum- und Blutkörperchenaustritten geführt hat. An einigen Stellen sieht man mikroskopisch auch wenige Lymphocyten in die Gefäßscheiden eingestreut. Betrachtet man das Putamen im dorsalen Abschnitt, so fällt nichts Besonderes auf, abgesehen von den schon erwähnten Veränderungen an den Gefäßen und ihrer unmittelbaren Umgebung sowie gewissen Gefäßwandverquellungen. Die Ganglienzellen dürften etwa normal dicht stehen. Die kleinen Striatumzellen haben große helle Kerne mit deutlichen Kernkörperchen; der durch die feinkörnige NISSLsubstanz gekennzeichnete Zelleib ist deutlich zu sehen. Die NISSLsubstanz der großen ist manchmal in unregelmäßigen Klumpen an den Rand gedrängt, manchmal ziemlich feinkörnig; der Zelleib unscharf begrenzt, die Kerne zeigen meist sehr deutliche Kernkappen. Sichere pathologische Veränderungen sind auch an den großen Striatumzellen nicht zu erkennen. Wandert man nun in den Erbleichungsherd hinein, so ändert sich ziemlich plötzlich das Bild. Das Maschenwerk des Grundgewebes ist stark aufgelockert. Die Dichtigkeit der zelligen Elemente nimmt etwa auf ein Drittel ab. Die Obersteinerschen perizellulären Schrumpfräume sind plötzlich viel weiter. Die kleinen Striatumzellen sind nicht sehr auffällig verändert. Die Veränderung beruht im wesentlichen auf einem völligen Verschwinden der NISSLsubstanz, so daß ein Zelleib überhaupt nicht mehr erkennbar ist und die nackten Kerne im Gewebe liegen. Diese Kerne nehmen ebenfalls den Farbstoff etwas schwächer an als in der gesunden Zone. Der (auch normalerweise nicht regelmäßig gebaute) Nucleolus zerfällt vielfach in einzelne Bröckel. Von Astrocytenkernen unterscheiden sich diese untergehenden kleinen Striatumzellen oft nur dadurch, daß zumindest noch ein Rest des Nucleolus bestehen bleibt und daß sie etwas größer als jene sind. Da und dort trifft man auf Ganglienzellmetamorphosen, ähnlich der im Fall 64 beschriebenen und abgebildeten caryorrhektischen und pyknotischen Formen. Aber die meisten Nervenzellen gehen zweifellos ohne pyknotische Erscheinungen durch einfaches Abblassen zugrunde. In dem von Blutungen erfüllten Zentrum des Herdes sieht man häufig Zellschatten, die den Farbstoff nur in Spuren angenommen haben. Auch die Glia zeigt sich im erbleichten Gebiet größtenteils regressiv schwer verändert. Man sieht pyknotische, karyorrhektische Formen und Kernwandsprossungen an der Mikroglia, während die Astrocyten manchmal ziemlich deutliche Zelleiber und Fortsätze und pyknotisch verdichtete Kerne zeigen. Nirgends irgendwelche Anzeichen einer Gliaprogression. Auch an den Endothelzellkernen der Capillaren vielfach Anzeichen von Pyknose und Caryorrhexis. Sichere Leukocyten sind frei im Gewebe nicht zu sehen. Doppelfärbungen mit Hämatoxylin-Eosin (Abb. 2), Acan und nach v. GIESON, ebenso die Markscheidenfärbung nach SPIELMEYER lassen die Erbleichung noch deutlicher hervortreten als die basischen Anilinfarbstoffe, weil die diffuse Farbgrundlage die ödematöse Auflockerung des Grundgewebes deutlicher darstellt.

In der an mehreren Stellen untersuchten Hirnrinde nichts Auffälliges, ebensowenig im Hirnstamm. Im verlängerten Mark sieht man an einer Stelle Blut außerhalb einer stark erweiterten subependymalen Vene.

Vielfach im Gehirn - und zwar ganz überwiegend im Mark - sieht man eigentümlich traubenartige Gebilde, die sich bei HE-Färbung durch eine hellere, leicht gelbliche Färbung von dem diffusroten Untergrund abheben. Inmitten dieser Gebilde liegt meist ein stark erweitertes Gefäß. Es hat den Anschein, als ob sich Blutplasma aus dem Gefäß in das Gewebe ergossen hätte, die Markfaserung dabei verdrängend und auflösend (Abb. 22).

Die histologische Untersuchung der Netzhaut ergibt, abgesehen von der fast überall zu sehenden capillaren Hyperämie und einer mehr oder minder deutlichen Auflockerung der Bindesubstanzen, nichts Wesentliches bzw. Ganglienzellformen, die von kadaverösen Veränderungen nicht sicher getrennt werden können. Auch in mit der NISSL- und BIELSCHOWSKY-methode gefärbten Schnitten aus dem Ganglion cervicale superior haben wir nichts sicher Krankhaftes sehen können.

Der Lebergefrierschnitt zeigt eine deutliche seröse Exsudation in erweiterte DISSEsche Räume, die mit hellila gefärbter homogener Masse gefüllt sind. Die Veränderung ist um die Zentralvenen am stärksten, wo die Leberzellbalken stark auseinandergedrängt, die Zellen stellenweise dissoziiert sind. An den Kernen der Sternzellen sieht man vielfach pyknotische Erscheinungen, die Gefäßwände und das Bindegewebe der GLISSONschen Dreiecke sind stark aufgelockert. Nirgends findet sich eine entzündliche Infiltration. Das Fettbild deckt eine ausgesprochen zentrale, feintropfige Verfettung auf. Vereinzelte Leberzellen sind auch von großen Fetttropfen erfüllt. Auch die Sternzellen speichern gelegentlich Fett. Fettfreie Vacuolen sind nicht vorhanden.

Im Gefrierschnitt des Herzens sieht man ein starkes Ödem der Bindegewebssepten, das sich gelegentlich auch zwischen die Muskelfasern hinein erstreckt, sowie stellenweise Blutungen aus den strotzend gefüllten Venen und Capillaren. Eine Verfettung der Muskelfasern ist nicht vorhanden.

Die Nieren sind etwas autolytisch verändert. Man sieht eine starke capillare Blutfülle des Marks sowie eine Verquellung und Auflockerung der bindegewebigen Substanzen. Die Rindenepithelien sind nicht verfettet, wohl aber die Epithelien einzelner Mittelstücke und gelegentlich auch der Überleitungsstücke im Mark.

In der Milz sieht man eine starke Hyperämie der Pulpasinus, aus denen es manchmal in die Maschenmäntel hinein geblutet hat. Am Rand der erweiterten Sinus und in den Maschenmänteln viel pigmentbeladene Makrophagen. Innerhalb der Milzkörperchen trifft man gelegentlich in aufgelockerten Keimzentren auf große blasige Kerne. An anderen Stellen sind diese großen Zellen mehr diffus in das aufgelockerte Gewebe der Milzkörperchen eingestreut. Ganz allgemein zeigen die Bindesubstanzen eine lockere und verquollene Webung.

In den Lungen sieht man neben der starken capillaren Hyperämie ein schon sehr ausgebreitetes Ödem.

Chemisch wurden im Blut 34, im Mageninhalt 46,5, im Liquor 30 und im Harn 40 mg % Methylalkohol nachgewiesen. Die WIDMARKprobe ergab für das Blut 1,01‰ reduzierende Substanzen berechnet auf Äthylalkohol.

**d) Fall 106:** Der 19jährige polnische Arbeiter Jan W. starb kurz nach der Einlieferung in das Schwabinger Krankenhaus zu München am 25. 5. 1945, 3 Uhr, unter den Zeichen einer Herzschwäche. Er hatte mit mehreren anderen, die ebenfalls typisch erkrankten, Methylalkohol getrunken. Der Zeitpunkt des Trinkens konnte nicht ermittelt werden.

Die Sektion wurde an der Prosektur Professor SINGERS von Dr. GRIESINGER am 26. 5. 1945 durchgeführt. GRIESINGER fand, abgesehen von den Hirnveränderungen: „Ausgedehnte Inanition des gesamten Organismus mit braunroter Verfärbung der Muskulatur und auch des Blutes. Pneumonie in beiden Lungenunterlappen. Hyperämie beider Lungen. Schwere hämorrhagische Tracheobronchitis. Kontusionsverletzung des rechten Brustkorbes mit einer größeren oberflächlichen Wunde der hinteren Achsellinie rechts. Ausgedehnte Blutungen in der Pleura parietalis rechts. Hochgradige venöse Hyperämie der Leber. Schlaffe Milz. Venöse Hyperämie beider Nieren. Struma parenchymatosa diffusa beiderseits von knapp Hühnereigröße." Das Gehirn wurde am 17. 6. 1945 von Professor H. SPATZ seziert. Der Sektionsbericht hat folgenden Wortlaut:

„Formolfixiertes Gehirn, in mehrere Scheiben zerlegt. Sehr starke Injektion der weichen Häute. Leichte Abplattung der Windungen, die Furchen sind verengt. Keine deutlichen Zeichen von Cysternenverquellung. Ventrikel schmal, artefizielle Deformierung des Großhirns.

Zerlegung des Gehirns: Ein Frontalschnitt durch beide Stirnlappen zeigt eine deutliche Vermehrung der Blutpunkte in der weißen Substanz. In der Rinde einige deutliche kleine Erweichungsherde, besonders zu beiden Seiten der interhemisphärischen Furche. An einer Stelle werden schmutzig-bräunliche Blutungsreste in einem solchen Erweichungsherd gefunden. Ein Schnitt durch die vorderen Teile der Stammganglien zeigt die nämliche Zunahme der Blutpunkte im Mark und wiederum kleine Erweichungsherde in der Rinde der Fissura interhemisphaerica. Im vordersten Teil des Putamens ein kleiner, umschriebener Nekroseherd in sonst intakter Umgebung. *Ein Frontalschnitt auf Höhe der Temporalpole trifft bilaterale Herde im Putamen. Im Zentrum der Herde streng auf die graue Substanz begrenzt, dicht stehende kleine Blutungen, rechts ausgedehnter als links.* An der Außenseite des Putamens in der Gegend des Claustrums beiderseits, rechts ausgedehnter als links, ein sichelförmiger Spalt. Offenbar handelt es sich um einen artefiziell entstandenen Spalt im erweichten Gewebe. Auch hier wieder kleine Erweichungsherde in der Rinde, besonders in der Umgebung der interhemisphärischen Furche. Bemerkenswert ist, daß die bilateralen Herde, erkenntlich an dichtstehenden kleinen Blutungen und einer verwaschenen Färbung des umliegenden Gewebes, sich auf laterale Teile des Putamens beschränken. Das Putamen steht auf dieser Höhe medioventral in breiter Verbindung mit dem Nucleus caudatus. Diese Teile des Putamens ebenso wie der gesamte Nucleus caudatus (Kopf) bleiben völlig verschont. Das gilt auch für den Globus pallidus, dessen oralster Teil hier auftaucht (Abb. 21). *Ein Frontalschnitt in Höhe des Tuber cinereum zeigt eine blutige Infarcierung, die sich fast rein auf das Putamen beider Seiten beschränkt.* (Die verschiedene Form ist in erster Linie durch eine künstliche Deformierung des gesamten Großhirns hervorgerufen.) Andererseits besteht sicher eine Volumenvergrößerung (wahrscheinlich Ödem) im ganzen Gebiet der Stammganglien einschließlich der Inselrinde, rechts hochgradiger als links. Bemerkenswert ist die scharfe Grenze der Infarcierung gegenüber dem Pallidum. Die Umgebung des Putamens besonders gegen die innere und äußere Kapsel zu, erscheint erweicht und ist von Spalten, offenbar artefizieller Art, durchsetzt. Anämische Erweichungsherde finden sich besonders links in der Insel und in anderen Windungen der Umgebung der zusammengepreßten Fossa Sylvii (Abb.20). Ein etwas schräger Schnitt, der die linke Hemisphäre etwas weiter oralwärts trifft als die rechte, läßt links, wo der hinterste Teil des Corpus mamillare und des Corpus Luys getroffen sind, an Stelle des Putamens eine unregelmäßig gestaltete Erweichungshöhle erkennen, in deren Zentrum blutig tingierte Massen liegen und deren Ausdehnung weit über die Grenzen des Putamens hinausgeht. Die Rinde in der Umgebung der Fossa Sylvii ist noch erkennbar, aber zweifellos von Nekrosen durchsetzt. Auf der rechten Seite, wo der Schnitt bereits durch den vorderen Pol des Nucleus ruber hindurchführt, ist die Erweichungshöhle entsprechend kleiner. Im Ammonshorn lassen sich mit bloßem Auge keine sicheren Veränderungen nachweisen. Die Substantia nigra scheint, soweit makroskopisch erkennbar, nicht verändert zu sein. Das Ganglion geniculatum laterale, dessen vorderer Pol auf der rechten Seite getroffen ist, ist auch nicht erkennbar verändert. Im Occipitallappen beiderseits keine Herde. Die durch ihren Streifen gekennzeichnete Sehrinde ist gut sichtbar. Im Gebiet des tieferen Hirnstammes und des Kleinhirns werden keine Herde gefunden. Insbesondere sind Olive und Nucleus dentatus o. B.

Die Beschaffenheit des Gehirns beim Schneiden läßt erkennen, daß kadaveröse Veränderungen vorliegen, die zu den Erscheinungen der blutigen Erweichung hinzutreten. Bemerkenswert ist, daß der Nucleus caudatus und das Pallidum makroskopisch von Veränderungen freigeblieben sind.

Zusammenfassung: Hyperämie der weichen Häute. Mäßige allgemeine Volumenvergrößerung. *Bilaterale blutige Infarcierung des Putamens mit Erweichung der Umgebung.* Multiple, vorwiegend anämische kleine Erweichungsherde in der Rinde der Umgebung der Fissura interhemisphärica und der Fissura lateralis."

Die histologische Untersuchung dieses die spezifischen Veränderungen am hochgradigsten aufweisenden Gehirns ist leider durch starke kadaveröse Veränderungen beeinträchtigt. Ein mit HE gefärbter Schnitt aus dem Striatum vor dem vordersten Pallidumpol demonstriert die mächtige Schwellung des Putamens auf mindestens das Doppelte. Es erscheint auf diesem Querschnitt annähernd kreisrund. Die in der Mitte von Blutungen durchsetzte, makroskopisch durch die blassere Färbung kenntliche Nekrose betrifft ungefähr zwei Drittel des Putamens, und zwar den latero-dorsalen Teil. Sie setzt sich ziemlich scharf gegen den gesunden mediobasalen Putamenteil ab und schreitet nicht über die Putamengrenzen hinaus. Die innere Kapsel, die auf diesem Schnitt durch breite Brücken zwischen Putamen und Nucleus caudatus unterbrochen ist, ist nicht ergriffen, ebensowenig der Nucleus caudatus. Man findet in den angrenzenden Gebieten zwar eine hochgradige Hyperämie, venulöse Blutaustritte und perivasculäre Gewebsauflockerungen, aber keine Nekrose wie im Putamen. Einzelne Venulen am Rande der Erbleichung, aber auch einzelne Capillaren im Inneren des Herdes, aus denen Blutkörperchen ausgetreten sind, zeigen eine Rundzellenvermehrung in ihren Adventitialscheiden. Es handelt sich vorwiegend um Lymphocyten und um vereinzelte polymorphkernige Leukocyten. Frei im Gewebe sind keine sicheren Leukocyten nachzuweisen. Die Veränderungen an Ganglien- und Gliazellen im Zentrum des Herdes entsprechen im wesentlichen den schon früher beschriebenen. Alle Gewebsbestandteile sind gleichmäßig dem Untergang geweiht. Bei den Ganglienzellen überwiegen die einfachen Abblassungen und Zellschattenbildungen über die mit Kernpyknose einhergehenden ischämischen Erkrankungsformen. Die Inselrinde läßt auf diesem Schnitt keinerlei krankhafte Veränderungen erkennen. In verschiedenen mit Sudan III gefärbten Gefrierschnitten sind im Bereich der Nekrose keinerlei Zeichen eines Fettabbaues zu erkennen. HE- und Markscheidenschnitte von Teilen der paramedianen Rinde, in denen makroskopisch Nekrosen vermutet wurden, zeigen eine wechselnd starke kapillare Hyperämie des Rindenbandes, und zwar sind vorwiegend die Kapillaren der Windungskuppen oft strotzend gefüllt, während die Windungstäler verhältnismäßig blutleer erscheinen. Die oberflächlichen Rindenschichten sind stärker hyperämisch als die tieferen. Innerhalb der stark hyperämischen Zonen stößt man an mehreren Stellen auf typische kapillare Diapedesisblutungen. Eine „Erbleichung" der Umgebung dieser Blutungen ist weder im HE- noch im Markscheidenschnitt deutlich, wohl aber sind hier die perivasculären und pericellulären Räume besonders weit. Abblassungen von Ganglienzellen oder sonstige nekrotische Veränderungen sind nicht festzustellen. NISSLfärbungen konnten allerdings infolge kadaveröser Veränderungen nicht durchgeführt werden. Im Ammonshorn, im verlängerten Mark und im Kleinhirn sieht man wechselnde Hyperämie, perivasculäre Auflockerungen, gelegentlich kleine venulöse Blutaustritte und geringe Lymphozyteneinstreuungen, auch an vielen Stellen der weichen Hirnhäute. Die Venen am Boden des vierten Ventrikels sind stark gefüllt, zeigen aber keine nennenswerten Blutaustritte.

## 2. Zusammenfassung der anatomischen Veränderungen.

### a) Der äußere Eindruck der Leichen.

Allen Leichen von Menschen, die an Alkoholvergiftung verstorben sind, ist die außerordentlich starke Ausprägung der Totenflecke gemeinsam. Wir haben diese Eigentümlichkeit immer wieder sehen können, und zwar sowohl bei Methyl- als auch bei Äthylalkoholvergifteten. Innerhalb der dichten Hypostasen am Rücken sieht man fast regelmäßig größere und kleinere postmortale Blutaustritte. An den Gliedmaßen, am Hals und am Kopf reichen die Flecke gewöhnlich auch nach vorn. Die Lippen sind oft blaurot geschwollen und rufen dadurch den Eindruck einer „Cyanose" hervor. Der Grund für die reichlichen Totenflecke scheint einerseits in der durch Atonie der Gefäßwände bedingten hochgradigen Erweiterung der Haargefäße der Haut zu liegen, andererseits ist wohl auch das Flüssigbleiben des Blutes schuld daran. Ähnlich wie beim Erstickungstod, bei Kohlenoxyd- und Cyanvergiftung sowie bei anderen plötzlichen Todesarten zeigt nämlich das Blut auch bei der Alkoholvergiftung nur eine sehr geringe Tendenz zu postmortaler Gerinnung. Die großen Venen einschließlich der Sinus enthalten gewöhnlich sehr dunkles, flüssiges Blut, und nur im rechten Herzen finden sich mitunter bei den mit langer Agonie verlaufenen Fällen von Methylalkoholvergiftung lockere Cruorgerinnsel. Die Ursache der Gerinnungshemmung bei Methylalkoholvergiftung liegt möglicherweise in der hierbei auftretenden Acidose. Die in der Literatur wiederholt auftauchende Ansicht, daß die Totenflecke bei Methylalkoholvergiftung mehr rot als blau wären (z. B. Risel, Rodenacker), können wir nur insofern bestätigen, als die Leichen infolge starken Schwitzens der Vergifteten vor dem Tode oft sehr feucht sind, wodurch eine postmortale Oxydierung des Hämoglobins in den obersten Hautschichten begünstigt wird. Niemals sahen wir hingegen eine Rotfärbung der Totenflecke an Stellen, die einer postmortalen Oxydation nicht zugänglich sind, z. B. unter den Fingernägeln. Nicht allzu selten zeigt die Haut bei Methylalkoholvergiftung einen leichten Stich ins Gelbliche. Dieser subikterische Ton mischt sich dann besonders im Gesicht mit der capillaren Hyperämie zu einem eigentümlichen schiefergrauen Ton.

Die Totenstarre der Muskulatur war gewöhnlich sehr kräftig ausgebildet, auch die der Erectores pilorum, wodurch oft eine „Gänsehaut" hervorgerufen wurde. Verhältnismäßig häufig sahen wir die Augen durch konjunktivales Sekret verklebt. Aus Mund und Nase war oft bräunlich-schwärzlicher Mageninhalt ausgetreten. Auch der Austritt von Sperma aus der Harnröhre ließ sich wiederholt nachweisen. Dagegen sahen wir die Zeichen unwillkürlichen Stuhlabganges ante mortem selten, nämlich nur bei einigen jungen Personen und bei einer Frau. Der Leib war meistens kahnförmig eingezogen. Die Spuren einer erheblichen motorischen Unruhe in Form von frischen Hautabschürfungen und Blutunterlaufungen an Kopf- und Gliedmaßen wurden öfter vermerkt. Die Ansicht, daß Alkoholleichen (infolge der „konservierenden Wirkung" des Alkohols) weniger rasch faulen (Petri), können wir in keiner Weise bestätigen. Im Gegenteil, im Vergleich zu anderen, nichtseptischen Todesarten schien uns der Fäulnisprozeß bei diesen Leichen auffallend rasch fortzuschreiten, wenn die Leichen nicht bald nach dem Tode in Kühlzellen kamen. Auffallend schnell traten im Blut der Leber und des rechten Herzens Gasblasen auf. Die capillare Hyperämie scheint das Aufsteigen von Fäulniskeimen des Darmes besonders zu begünstigen. Der im Gewebe höchstens in Konzentrationen von wenigen Promille sich anreichernde Alkohol kann irgendeine bakterizide Wirkung auch gar nicht haben. Ein Alkoholgeruch braucht bei tödlicher Methylalkoholvergiftung nicht vorhanden zu sein. Im Gegensatz zur Äthylalkoholvergiftung ist in den typisch verlaufenen Vergiftungsfällen mit reinem Methylalkohol an den Schnittflächen des Gehirns und an anderen Organen kaum etwas von dem an und für sich unaufdringlich riechenden Gift zu merken.

## b) Nervensystem.

### α) *Gehirn im allgemeinen.*

Zum allergrößten Teil mußten die Hirnsektionen in ungehärtetem Zustande durchgeführt werden. Die Gehirne wogen zwischen 1150 und 1670, durchschnittlich 1415 g. Diese Zahl, die ein wenig über dem durchschnittlichen Hirngewicht liegt, stimmt gut mit dem Gesamteindruck einer leichten Volumenvermehrung des Gehirns überein. Eine Abplattung der Windungen war in den meisten Fällen nur angedeutet, manchmal, besonders an den Gehirnen der Jugendlichen, etwas deutlicher ausgeprägt. Niemals sahen wir ausgesprochene Hirndruckzeichen, wie Druckkonusbildung oder Cysternenverquellung, so daß Hirndruck als unmittelbare Todesursache außer Betracht bleiben kann.

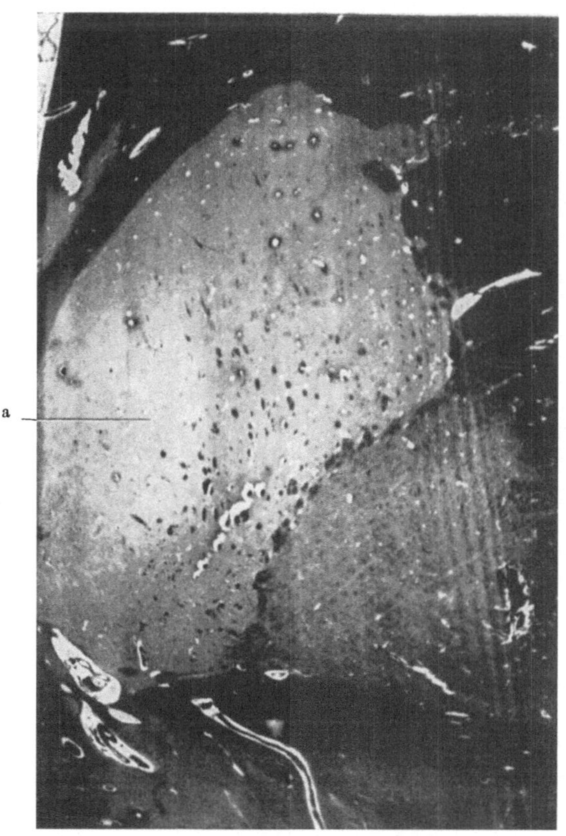


Abb. 1. Fall 50: Alexander P., 23 Jahre, gestorben am 17. 7. 1944, etwa 24 Stunden nach Methylalkoholaufnahme. a Laterobasaler Erbleichungsherd im Putamen. Hämatoxylin-Eosin, 5fach.

Der konstanteste Befund war die starke capillare und venöse Blutfülle des Gehirns und seiner Häute. Kleine Blutaustritte aus den gestauten Venulen sind sowohl in den weichen Häuten als auch an bestimmten Stellen der Hirnsubstanz sehr häufig. Man muß sie sicher als agonal entstanden betrachten, denn niemals kamen irgendwelche Gewebsveränderungen in ihrer Umgebung zur Beobachtung, (sofern es sich nicht überhaupt um Kunstprodukte handelt, die bei der Herausnahme des Gehirns und während des Hantierens entstehen). *Dies unterscheidet diese venösen und venulösen Blutungen grundsätzlich von den später zu beschreibenden capillaren Blutaustritten im Zentrum der spezifischen Nekroseherde im Putamen.* Prädilektionsstellen dieser Blutungen, die gewöhnlich wegen ihrer Kleinheit nur mikroskopisch in Erscheinung treten, sind die Umgebung subependymal verlaufender Venulae und Venen. Im Bereich der Stammganglien ist es die Vena thalamostriata (früher V. terminalis), die neben ihrer starken Blutfülle fast regelmäßig einen Mantel von Erythrocyten außerhalb der Gefäßwand aufweist, desgleichen viele ihrer Äste. Auch neben den strotzend gefüllten Venulae am Boden des 4. Ventrikels finden sich – nicht nur an den von BERNER angegebenen Stellen – sehr oft kleine Blutaustritte. Eine Bedeutung als unmittelbare Todesursache, wie BERNER es getan hat, möchten wir diesen kleinen Blutungen nicht zuschreiben. BERNER spricht von einer tödlichen „typischen Respirationsparalyse" bei den verschiedenen Krankheitszuständen, in denen er die „DURETschen Läsionen" – die ursprünglich das Substrat der Commotio cerebri sein sollten, – gefunden hat, nämlich bei Methylalkoholvergiftung, bei akuter Leuchtgasvergiftung, bei Poliomyelitis und in einem Fall eines plötzlichen Todes, den er sonst nicht erklären konnte. Der BERNERschen Theorie ist eine allgemeine Anerkennung versagt geblieben. In der Tat ist nicht recht einzusehen, auf welche Weise so kleine Blutungen die Atmungszentren in der Oblongata irreversibel schädigen sollten. Nur für die tödliche Commotio werden die DURETschen Läsionen noch manchmal mangels anderer morphologischer Veränderungen zur Erklärung des Todes herangezogen[1]. Der Krankheitsverlauf bei der Methylalkoholvergiftung spricht gegen einen solchen Mechanismus des Todeseintritts. Man hat durchaus den Eindruck, daß ein primäres Versagen des *Kreislaufs* den Tod herbeiführt, während die Atmung, wie auch HUBER im Gegensatz zu STADELMANN und MAGNUS-LEVY beobachtet hat, nach Aufhören der physikalisch nachweisbaren Herztätigkeit oft noch eine Zeitlang anhält.

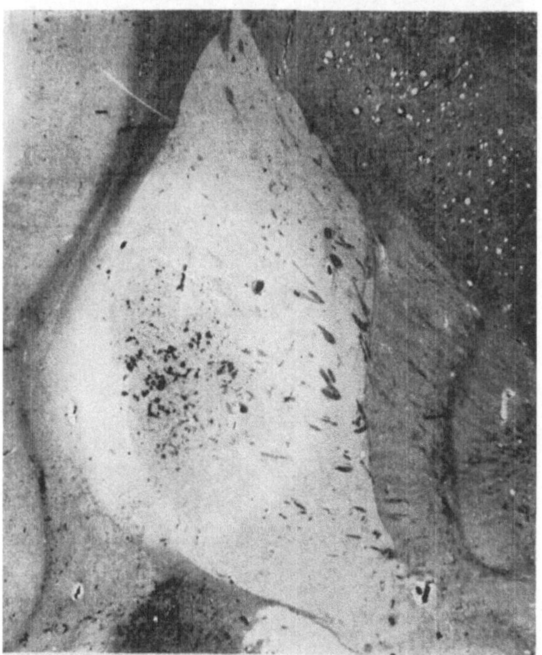

Abb. 2. Fall 90: Georg S., 28 Jahre, gestorben am 17. 10. 1944, 65 Stunden nach Methylalkoholgenuß. Nekrose im Putamen mit Erweichungsblutungen im Zentrum. Ein schmaler medialer, an das Pallidum grenzender Streifen ist histologisch unverändert. Hämatoxylin-Eosin. 5fach.

Sicherlich spielen mechanische Momente bei der Entstehung der Blutungen aus den subependymalen Venen eine große Rolle. Das ergibt sich schon aus dem häufigen Auftreten dieser Blutungen nach Hirnerschütterung (BERNER), sowie nach Geburtstrauma (PHILIPP SCHWARTZ). Möglicherweise können sie schon durch bloße Liquordruckschwankungen erzeugt werden (NORDMANN), besonders wenn, wie bei der Methylalkoholvergiftung, eine hochgradige venöse Blutfülle besteht. Nach dem histologischen Bild ist aber auch eine postmortale Entste-

[1] Zur Kritik der DURET-BERNERschen Deutung dieser Blutungen sei auf die Arbeiten von HARBITZ, ELO, ferner auf die von WELTE neuerdings mitgeteilten Untersuchungsergebnisse GANNERS hingewiesen.

hung nicht völlig ausgeschlossen. *Jedenfalls kann man den häufigen vorhandenen DURET-BERNERschen Blutungen bei der Methylalkoholvergiftung keine Bedeutung als Todesursache beimessen. Sie sind u. E. lediglich ein Ausdruck der allgemeinen Blutfülle und entstehen entweder agonal oder sogar erst postmortal.*

Es sei hier vermerkt, daß Gefäßproliferationen in den ventrikelnahen Gebieten des Hirnstammes in Richtung der WERNICKEschen Polioencephalitis hämorrhagica superior (BONHOEFFER, SCHRÖDER, GAMPER, KANT) in keinem unserer Fälle von tödlicher Methyl- oder Äthylalkoholvergiftung zu sehen waren.

BÜRGER schildert massenhaft Fettkörnchenzellen in der Umgebung von Hirnstammblutungen bei Methylalkoholvergiftung. Der Fettabbau kann natürlich nicht Folge der akuten Vergiftung gewesen sein. Auch bei akuter tödlicher Äthylalkoholvergiftung wird manchmal von fettigem Markscheidenzerfall berichtet (SIEFERT, PETRI). Wir haben derartiges nie gesehen und meinen, daß ältere Berichte mit Vorsicht zu bewerten sind, wenn die Diagnose eines „fettigen Zerfalls" lediglich auf Grund von MARCHI-Präparaten gestellt wurde.

Auch die Gewebsflüssigkeit des Gehirns ist bei Methylalkoholvergiftung im allgemeinen vermehrt. Wird während des Lebens eine Lumbalpunktion vorgenommen, so ergibt sich gewöhnlich ein deutlich erhöhter Druck. Diesem entspricht eine Vermehrung des Liquors in den äußeren Liquorräumen, ein „Ödem" der Meningen. Die Plexus erscheinen geschwollen. Die frischen Hirnschnittflächen sind in der Mehrzahl der Fälle von erhöhtem Feuchtigkeitsgehalt. Die zahlreich auftretenden Blutpunkte zerfließen rasch. Manchmal fanden wir zwar eine mehr teigige, klebrige Konsistenz der Hirnmasse, doch ist es möglich, daß in diesen Fällen schon autolytische Vorgänge eine Rolle gespielt haben. In der zuweilen deutlichen Fleckung des Rindengraus sahen wir einen Ausdruck des Ödems. Auch die Flecken im Striatum deuteten wir zunächst als einen bloßen Ausdruck agonaler Blut- und Flüssigkeitsverschiebungen infolge Hirnödem.

Histologisch haben wir uns um den Nachweis und die Ausbreitung des bei Methylalkoholvergiftung makroskopisch in wechselndem Ausmaße vorhandenen Hirnödems nicht besonders bemüht. Hierzu reichte das Material nicht aus, da aus äußeren Gründen von den meisten Fällen nur kleine Blöcke aufgehoben werden konnten. Auch kam der größte Teil der Leichen erst zu einem Zeitpunkt zur Sektion, in welchem beginnende autolytische Vorgänge feinere histologische Methoden erschweren. Immerhin sahen wir an den Schnitten, die wir zur Bearbeitung der spezifischen Veränderungen von den Stammganglien und zur allgemeinen Orientierung auch von anderen Hirngegenden machten, die perivasculären Räume stets in wechselndem Maße erweitert. Den Ödemflecken in der Hirnrinde entsprachen im histologischen Bild keine Ganglienzellausfälle, sondern lediglich Gebiete von besonders deutlicher perivasculärer Gewebsauflockerung. Die bei Hirnödem beschriebenen cytologischen Veränderungen an Ganglien- und Gliazellen (ALZHEIMER, CAJAL, SPATZ, SCHEINKER, JACOB, ZÜLCH) konnten wir niemals deutlich sehen. An den Gefäßen, besonders den kleinen Arterien und Präcapillaren, waren häufig Quellungsvorgänge zu beobachten, kenntlich an einer Verbreiterung und Homogenisierung des Wandgewebes. Überwiegend im Mark trafen wir sehr häufig eigenartige traubige Gebilde, die sich im HE.-Schnitt durch ihre hellgelbe Färbung besonders deutlich gegen das rote Mark abhoben. Gewöhnlich sah man im Zentrum dieser Gebilde ein Blutgefäß (Abb. 22)[1]. Sie gleichen weitgehend den von JACOB (1939 S. 392, Abb. 7) bei Hirnödem beschriebenen blasigen Gebilden, die er als Austritt von Blutserum in das Markgewebe deutete.

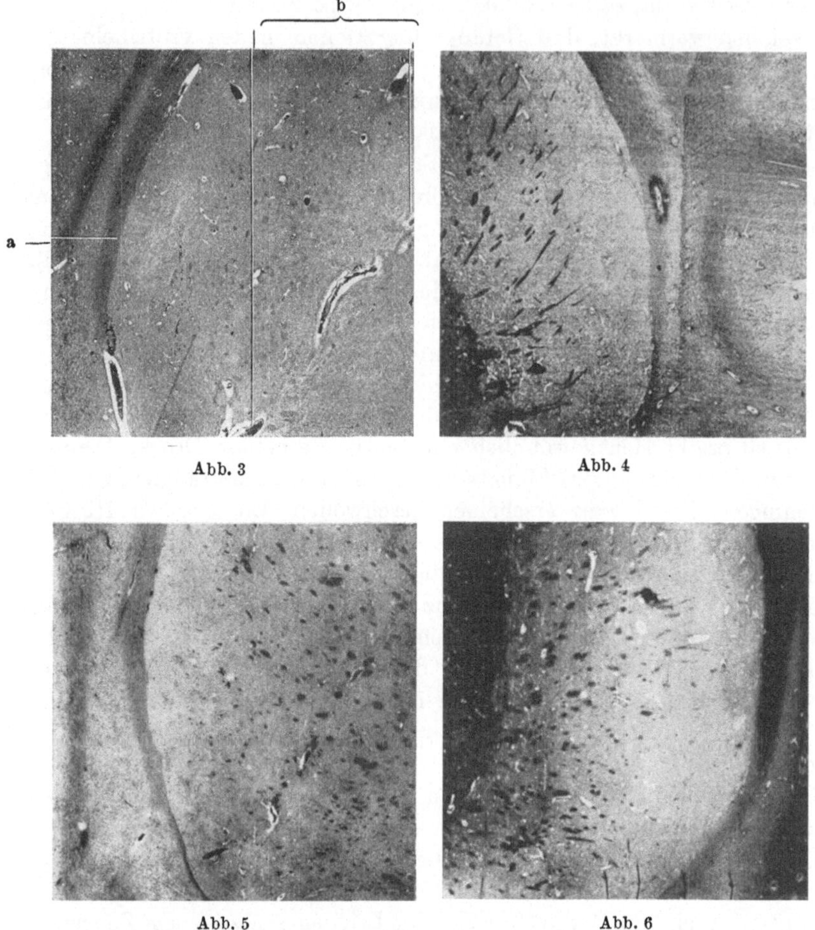


Abb. 3–6. 4 Fälle von beginnender Nekrose („Erbleichung“) des lateralen Putamens bei „protrahierter“ Methylalkoholvergiftung. Frontalschnitte durch mittlere Putamenbereiche. Hämatoxylin-Eosin, 5fach.

Abb. 3. Fall 84: Wassili T., 34 Jahre, gestorben 2. 10. 1944, ungefähr 48 Stunden nach der Giftaufnahme. Bei a beginnende Gewebsauflockerung am lateralen Putamenrand. b Putamen-Pallidum-Grenze.

Abb. 4. Fall 119: Stephan K., gestorben am 16. 6. 1945. Überlebenszeit nicht bekannt. Deutlicher Aufhellungsherd am lateralen Putamenrand.

Abb. 5. Fall 85: Sergei W., 34 Jahre, gestorben am 10. 10. 1944, ungefähr 50–60 Stunden nach der Giftaufnahme. An der frischen Schnittfläche durch das Gehirn waren typische symmetrische Erbleichungsherde zu sehen, die etwa die äußere Hälfte der Putamina einnahmen. In diesem HE.-Präparat ist nur ein schmälerer lateraler Putamenbezirk abgeblaßt. Histologisch an einer umschriebenen Stelle capillare Stase mit einzelnen kleinen Diapedesisblutungen. Beginnende nekrotische Veränderungen an den Nervenzellen.

Abb. 6. Fall 37: Heinrich G., 30 Jahre, gestorben am 23. 5. 1944, etwa 48 Stunden nach dem Trinken. In dem deutlich geschwollenen und deshalb die Capsula externa etwas vorbeulenden Aufhellungsherd ist das Maschennetz des Grundgewebes stark aufgelockert. Die Gliakammerräume, die pericellulären Räume, manchmal auch die VIRCHOW-ROBINschen Räume sind im Vergleich zu anderen Stellen erweitert.

[1] J.-E. MEYER hält Kleinhirn und Hirnstamm für Prädilektionsorte terminaler ödematöser Vorgänge. Die von ihm beschriebene Abhebung der Purkinjezellen von der Körnerschicht durch Flüssigkeitsaustritt haben wir in manchem unserer Präparate wiedergefunden. Die Purkinjezellen selbst wiesen dabei keine deutliche pathologische Veränderung auf.

Allerdings fanden wir sie besonders häufig bei Paraffineinbettung, so daß eine artifizielle Entstehung nach Art des „Buscainoschen Schollen“ nicht ausgeschlossen erscheint. Gleichwohl dürften Zusammenhänge mit der hochgradigen Hyperämie und der Ödembereitschaft gegeben sein. Denn sie waren immer dann besonders zahlreich, wenn auch makroskopisch das Ödem besonders deutlich war. Der Inhalt dieser traubigen Gebilde färbt sich im HE.-Schnitt gelblich-rosa wie Blutplasma, was uns wohl zu der Annahme berechtigt, daß es sich tatsächlich um – sei es vor oder nach dem Tode – ausgetretenes Blutplasma handelt.

### β) *Die spezifischen Veränderungen.*

Im Verlaufe der ersten größeren Sektionsreihe von Methylalkoholvergiftungsfällen fiel immer wieder eine besondere *Fleckung der Stammganglien* auf. In den Protokollen liest man Vermerke wie „Stammganglien auffallend fleckig“ oder „Ödemfleckung der Rinde und der Linsenkerne“. Wir dachten zunächst, daß es sich um eine bedeutungslose Folge eines allgemeinen Hirnödems handeln könnte, bei welchem das sonst homogen getönte Striatum bekanntermaßen oft eine fleckige Beschaffenheit am frischen Schnitt aufweist. Erst im Laufe der Sektionen gewahrten wir eine immer wiederkehrende Lokalisation dieser Flecken, die bei Methylalkoholvergiftung *schärfer begrenzt als bei sonstigem Hirnödem als blasse Herde symmetrisch im Putamen* saßen. Der häufigste Befund ist eine ziemlich scharf sich absetzende „Erbleichung“, die meist basal, manchmal auch mehr in mittlerer Höhe, immer aber nahe dem lateralen Putamenrand gelegen ist und dadurch einen medialen, an das Pallidum grenzenden, mehr oder weniger breiten Streifen unveränderten Striatumgewebes freiläßt. In den ausgeprägteren Fällen hat die Erbleichung schließlich den größten Teil des Putamens ergriffen. Die oralen Gebiete bleiben noch am längsten verschont. Sodann treten auch Blutungen im Zentrum der Erbleichungen auf, bis schließlich, wie wir in einem Falle sehen konnten, das ganze Putamen im Sinne einer blutigen Erweichung umgewandelt ist (Abb. 20–21). Die Abb. 1–10 demonstrieren die verschiedenen Intensitätsgrade der Veränderung im gefärbten Schnitt.

Die histologischen Veränderungen innerhalb dieser Erbleichungsherde wurden bereits weiter oben an Hand einiger typischer Fälle geschildert. Es besteht kein Zweifel, daß es sich um *echte Nekrosen* handelt. Allerdings konnten wir in der Mehrzahl der Fälle, bei denen (wie in den abgebildeten Fällen 37, 50, 84, 85 und 119) keine Blutungen im Zentrum der Herde nachzuweisen waren, mit den uns zur Verfügung stehenden Methoden keine sicheren pathologischen Zellveränderungen in den Herden erkennen. Der Erbleichung schien lediglich ein lokal besonders stark ausgeprägtes Ödem zugrunde zu liegen, welches das Maschenwerk des Grundgewebes auflockerte und die zelligen Elemente auseinanderdrängte. Der eigentlichen Nekrose geht offenbar zeitlich ein starkes lokales Ödem voraus. Erst in den Fällen, in denen es im Zentrum der Erbleichungen schon zu Blutungen gekommen war, wie in den abgebildeten Fällen 64, 74, 90, 99 und 106, zeigten die Nervenzellen, Gliazellen und Gefäßendothelien innerhalb der Herde Zeichen der Nekrose. Die Abb. 14–17 veranschaulichen die häufigsten Veränderungen. Die akuten Formen der von Schmaus und Albrecht zuerst beschriebenen und für die Nekrose im allgemeinen charakteristischen Kernumwandlungen sind an *allen* Gewebsbestandteilen nachzuweisen. Die großen und kleinen Ganglienzellen ändern sich manchmal mehr in Richtung der „schweren Zellerkrankung" NISSLS, manchmal mehr der „ischämischen Veränderung" SPIELMEYERS. Auch Glia- und Endothelkerne werden pyknotisch oder karyorrhektisch.

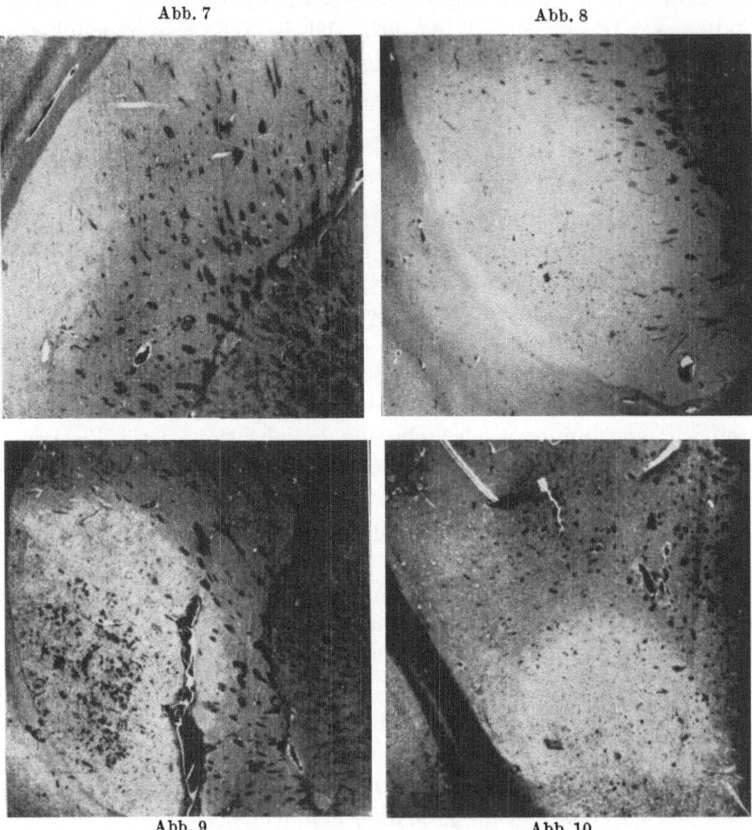


Abb. 7–10. 4 Fälle von ausgeprägter Nekrose des lateralen Putamens bei „protrahierter" Methylalkoholvergiftung. Frontalschnitte, HE., 5fach.

Abb. 7. Fall 99: Michael B., 19 Jahre, gestorben 17. 11. 1944. Zeitpunkt des Trinkens nicht genau bekannt. Typischer basolateraler Nekroseherd mit Diapedesisblutungen im Zentrum.

Abb. 8. Fall 64: Alexander G., 32 Jahre, gestorben 27. 8. 1944, nachdem er 24 Stunden vorher, wahrscheinlich auch schon 48 Stunden vorher Methylalkokol zu sich genommen hatte. Histologische Beschreibung siehe im Text.

Abb. 9. Fall 74: René M., 21 Jahre, gestorben am 20. 9. 1944, 53 Stunden nach Methylalkoholaufnahme. Hochgradiger Nekroseherd im Putamen mit massenhaft zentralen Diapedesisblutungen. Histologisch voll ausgeprägte Nekroseveränderungen. Schwerpunkt in der laterobasalen Ecke. Ein medialer, mehr oder weniger breiter, an das Pallidum grenzender Putamenstreifen, ferner die dorsalen und oralen Gebiete sind unverändert.

Abb. 10. Fall 90: Georg S., 28 Jahre, Schnitt etwa 2 cm oral von Abb. 2. Der Nekroseherd beschränkt sich auf die laterobasale Putamenecke. a vorderster Pol des Pallidums.

Betont sei, daß viele Zellen innerhalb der Herde einfach abblassen und verschwinden, ohne Erscheinungen von Pyknose oder Caryorrhexis zu zeigen. (SPATZ hat dieses einfache Unfärbbarwerden der Kerne 1921 als *Chromatolyse* bezeichnet und den erwähnten, unter dem Namen Chromatokinese zusammengefaßten Nekrosebildern gegenübergestellt.) Wir finden in einzelnen Fällen, z. B. in Fall 90, die „typischen" Kernveränderungen auffallend selten bzw. nur angedeutet. Der größte Teil der Nerven- und Gliazellen ist (bei NISSL-Färbung) einfach abgeblaßt oder verschwunden. Es liegt ein auffallendes Überwiegen der chromatolytischen über die chromatokinetische Nekrose vor. Da auch noch alle reaktiven Vorgänge fehlen, so äußert sich diese Nekroseform lediglich in einem wenig auffallenden Abblassen und Verschwinden aller zelligen Elemente. SCHMAUS und ALBRECHT haben bei ihren Nekrosestudien am Nierenparenchym immer dann einen besonders ausgeprägten Chromatinschwund beobachten können, wenn das zunächst nekrotisch gemachte Gewebe einer energischen Durchströmung ausgesetzt wurde. Sie führten den Verlust der Färbbarkeit innerhalb von Nekrosen auf Auslaugungsvorgänge durch eine durchtränkende Flüssigkeit zurück. Andererseits waren die schönsten Bilder von Caryorrhexis und Pyknose dann zu erzielen, wenn eine anämische Nekrose bis zum Tode von der Zirkulation ausgeschaltet blieb. Das Überwiegen der einfachen Abblassung über die Caryorrhexis in einzelnen Fällen unserer Putamennekrosen dürfte sich demnach am ehesten durch rasch einsetzende Auslaugungsvorgänge von Seiten des begleitenden Ödems erklären. In Fällen, wo das allgemeine Hirnödem gering ausgeprägt, die frische Hirnschnittfläche nicht besonders feucht war, fanden sich innerhalb der

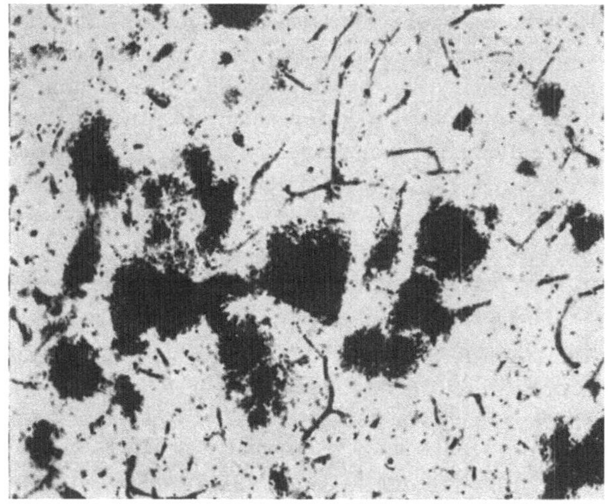

Abb. 11. Fall 64: Nachbarschnitt von Abb. 8. Paraffin, Haematoxylin-Eosin, 85fach. Stase mit Diapedesisblutungen im Zentrum der Nekrose.

Nekrose reichlich chromatokinetische Kernveränderungen (Fall 64). War hingegen das Ödem ausgeprägter, so überwog die einfache chromatolytische Kernabblassung (Fall 90). Daraus würde sich ganz allgemein die Regel ableiten lassen, daß *im akuten Stadium einer Nekrose desto eher die typischen chromatokinetischen Kernveränderungen der Pyknose und Caryorrhexis zu erwarten sind, je flüssigkeitsärmer der nekrotische Bezirk ist. Je mehr Flüssigkeit vorhanden, desto mehr überwiegt die einfache chromatolytische Abblassung.*

Allerdings gibt es Zellformen, die von sich aus mehr zu Chromatokinese, und andere, die mehr zur Chromatolyse neigen. Dies konnten wir unlängst am Beispiel des Herpes zoster zeigen.

Sichere *proliferative* Reaktionen haben wir weder an der Glia noch am Mesenchym finden können, niemals auch Fettkörnchenzellen. Ob man Bilder von anscheinend progressiv veränderten Satelliten an nekrotischen Striatumzellen (Abb. 14) schon im Sinne beginnender Neuronophagie deuten darf, ist fraglich, zumal man auch an Normalpräparaten oft sieht, wie die Satelliten in Nischen des Ganglienzelleibes liegen. Auch leukocytäre Wanderzellen waren auffallend selten innerhalb der Nekrosen nachzuweisen. Offenbar war in allen bisher untersuchten Fällen die Zeit zwischen dem Auftreten der Nekrose und dem Tode für das Zustandekommen *aktiver* Gewebsreaktionen zu kurz. *Das Charakteristische der Herde ist demnach eine mit starker lokaler Ödembildung einhergehende Totalnekrose, bei der alle Gewebselemente einschließlich der Glia und des Mesenchyms teils einfach chromatolytisch, teils unter Ausbildung chromatokinetischer Kernveränderungen untergehen. Erscheinungen der Reaktion und der Reparation wurden bisher nicht gesehen.*

Das Bild der Blutungen im Zentrum der Nekrose ist in Abb. 11 festgehalten. Es handelt sich um typische Diapedesis-Blutungen, um Erythropedese aus strotzend gefüllten und extrem erweiterten Capillaren des nekrotischen Gebietes. Durch diese eindrucksvolle capillare Blutfülle gleicht der Hämatoxylin-Eosin- oder der Markscheidenschnitt geradezu einem Injektionspräparat, zumal die roten Blutkörperchen innerhalb der Erbleichung des Parenchyms besonders deutlich hervortreten. Beim Durchmustern der Präparate vom Rande der Nekrose gegen das Zentrum zu steigert sich das Bild der capillaren Injektion immer mehr, bis schließlich Blutaustritte auftauchen, die die Capillaren mantelartig umgeben, ohne daß es (wie bei Rhexisblutungen) zu einer scharfen Abgrenzung gegenüber der Umgebung käme. Es handelt sich nicht um Ringblutungen im Sinne der als „Encephalitis haemorrhagica" bezeichneten Hirnpurpura, wie sie bei den verschiedensten toxischen und infektiös-toxischen Schädigungen beschrieben wurden (M. B. SCHMIDT, SCHRÖDER, DÜRCK, ÖLLER, DIETRICH, SPIELMEYER) und wie sie auch am Rande von Kontusionsherden (PETERS und SPATZ) und in kreislaufbedingten Nekrosen (KRÜCKE) vorkommen, wenn die Noxe einige Zeit überlebt worden war. Denn das Charakteristische der Ringblutungen, die zentrale Koagulationsnekrose, fehlt in allen unseren Fällen. Lediglich eine Anzahl pyknotischer und karyorrhektischer Endothelkerne liegt oft im Zentrum der Blutaustritte (Abb. 18). Man wird die Entstehung der Blutungen zwanglos damit erklären können, daß die *morphologisch deutlich erkennbare* Schädigung der Capillarendothelien zu Atonie und maximaler Erweiterung der Capillaren, zu Stase oder „Peristase" im Sinne RICKERS und schließlich zum Durchtritt der Blutkörperchen führt.

Diese symmetrischen Erbleichungen im Putamen sahen wir makroskopisch 41 mal unter 124 sicheren, meist auch durch chemische Untersuchungen bestätigten Fällen von tödlicher Methylalkoholvergiftung. Im allgemeinen waren die Herde dann vorhanden, wenn die Vergiftung mindestens 24 Stunden überlebt wurde.

Was wir „Nekrose" nennen, bezeichnet nicht den Tod der Zelle, sondern Veränderungen an der abgestorbenen Zelle während einer gewissen Überlebensdauer des Organismus. Nekrotische Erscheinungen finden sich ganz allgemein niemals, wenn nach einer Schädigung sofortiger Tod des Organismus eintritt. (Näheres über diesen Punkt siehe in einer in Vorbereitung befindlichen Arbeit von PETERS und SPATZ über die Entstehung der Rindenprellungsherde.) Ebenso hat natürlich die Entstehung von Ödem (Seropedese nach RICKER), das Auswandern von Leukocyten (Leukopedese) und das Austreten von Erythrocyten (Erythropedese) immer eine gewisse Überlebensdauer zur Voraussetzung. Stets ist eine größere Anzahl von Stunden

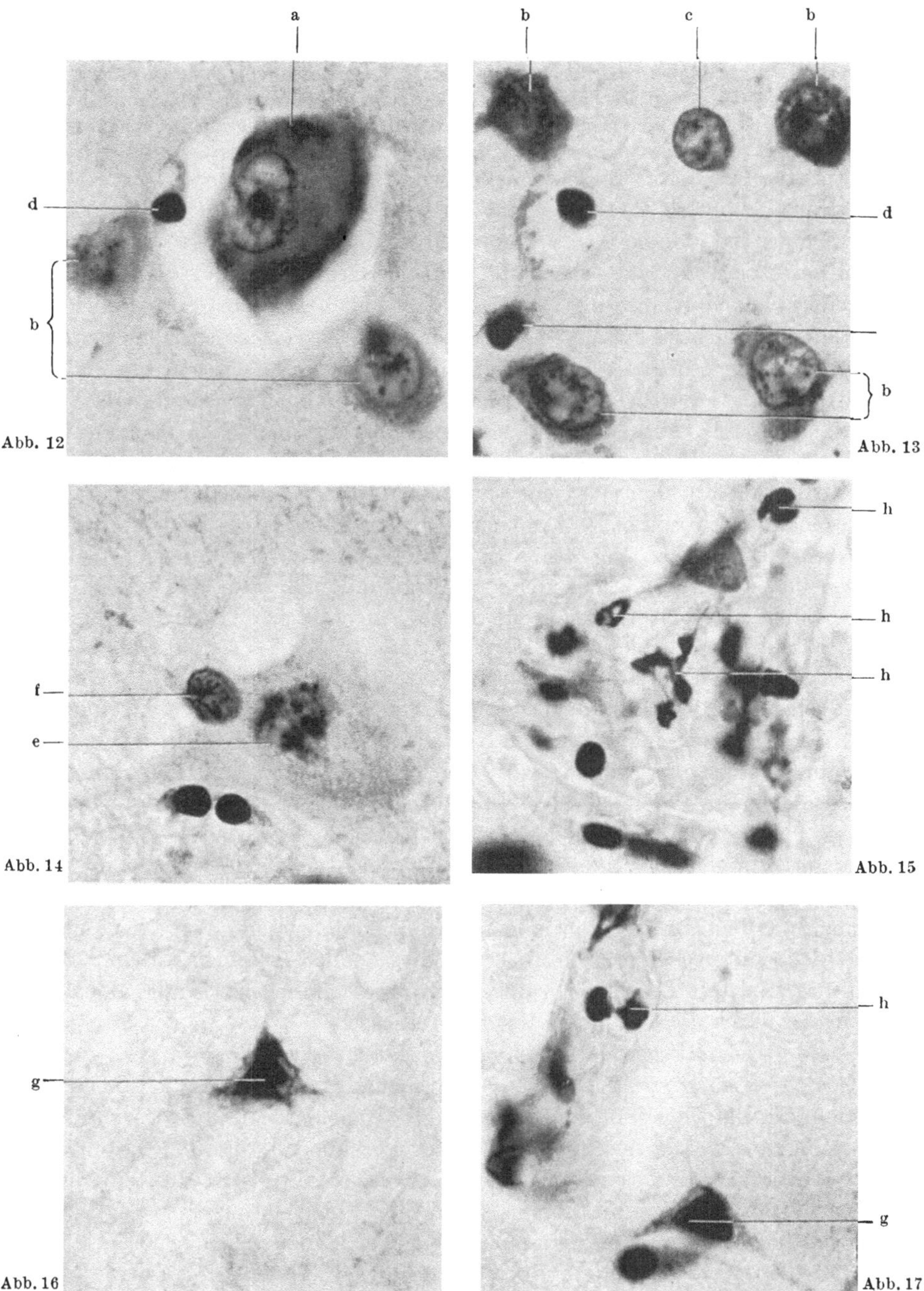


Abb. 12–17. Fall 64: Nachbarschnitt von Abb. 11. Kresylviolett, Ölimmersion, 1080fach. 6 Bilder aus dem gleichen Schnitt.

Abb. 12 u. 13. Aus dem normalen Randgebiet des Putamens: a Große Striatumzelle; b Kleine Striatumzellen; c Astrocyt; d Oligodendroglia. Weite pericelluläre Schrumpfräume.

Abb. 14–17. Aus dem Inneren der von Blutungen durchsetzten „Erbleichung": e Nekrotische große Striatumzelle mit pyknotischem, in Caryorrhexis übergehendem Kern. Der Zelleib ist schattenhaft abgeblaßt. Zellfortsätze bleiben gleichwohl deutlich erkennbar; f Aktivierter (?) Satellit, eine Delle in dem nekrotischen Zelleib bildend; g Pyknotische Kerne kleiner Striatumzellen. Zelleib und Fortsätze abgeblaßt, aber deutlich erkennbar. h Caryorrhektische Endothelien der „peristatisch" erweiterten Capillaren. Die Erythrocyten haben die Strombahn z. T. schon verlassen.

zur Manifestation dieser Veränderungen notwendig. Schon aus diesem Grunde wären bei der Methylalkoholvergiftung nach kurzer Überlebensdauer die beschriebenen Veränderungen nicht zu erwarten. Dazu kommt noch, daß die schweren Vergiftungserscheinungen höchstwahrscheinlich nicht direkt von Methylalkohol, sondern von einem Oxydationsprodukt hervorgerufen werden, das sich innerhalb der Gewebe ganz allmählich aus Methylalkohol bildet. Aus diesem Umstand erklärt sich, wie noch dargelegt werden soll, die Latenzzeit.

Wir hatten in Berlin während des Krieges allmählich gelernt, diese Herde für Methylalkoholvergiftung als charakteristisch anzusehen, und die chemische Untersuchung hat die in tabula hauptsächlich auf Grund dieser Hirnveränderungen gestellte Diagnose auch stets bestätigt. Natürlich sind die Herde bei vielen Methylalkoholvergiftungsfällen, wahrscheinlich sogar bei der überwiegenden Mehrzahl wegen zu kurzer Überlebensdauer nicht vorhanden, aber wenn die Vergiftung etwas protrahierter verläuft, scheinen sie in einem sehr großen Prozentsatz aufzutreten. Oft sind die Herde allerdings nur eben angedeutet als kleine, deutlich abgesetzte Aufhellungen beiderseits im Putamen nahe dem lateralen Rand. Am formalingehärteten Material können sie undeutlich werden. In den HE-gefärbten Schnitten treten sie gewöhnlich wieder deutlich hervor, weniger im NISSLbild. Auch Markscheidenfärbungen nach SPIELMEYER und HEIDENHAIN geben das lokale Ödem und damit die Ausdehnung der beginnenden Nekrose sehr deutlich wieder. Innerhalb dieser 41 Fälle mit makroskopisch erkennbaren Herden sahen wir sechsmal schon mit freiem Auge die erwähnten zentralen Erweichungsblutungen (darunter die oben referierten Fälle 64, 90 und 106); mikroskopisch entdeckten wir ähnliche Blutungen noch in fünf weiteren Fällen.

Die Spezifität dieser Herde für die protrahierte Methylalkoholvergiftung kann heute als erwiesen gelten. Nicht nur in Berlin, sondern auch in München (SINGER[1]), in Hamburg (DOTZAUER) und in Göttingen (RANDERATH[1]) sind sie inzwischen beobachtet worden. Niemals haben wir bei anderen Todesarten Ähnliches gesehen, obwohl gerade hinsichtlich der verschiedensten Vergiftungen das Berliner Gerichtsmedizinische Institut reichhaltige Vergleichsmöglichkeiten bot. Leichte, unregelmäßige und unscharf begrenzte laterale Abblassungen der Putamina kommen zwar bei Hirnödem im allgemeinen ziemlich häufig vor. Die Methylalkoholherde unterscheiden sich aber von diesen unspezifischen „Ödemflecken“ durch ihre schärfere Begrenzung, durch ihre meist einheitlich runde oder ovale Gestalt und durch die Symmetrie des Auftretens.

Besonders bemerkenswert ist die *strenge Beschränkung des Prozesses auf das Putamen.* Abgesehen von Fall 106 konnten niemals auch nur Andeutungen von Nekrosen oder Diapedesisblutungen in anderen Hirngebieten nachgewiesen werden, insbesondere auch nicht im Nucleus caudatus oder im Pallidum. Nur in Fall 106, wo die Giftaufnahme besonders lange überlebt worden sein dürfte, wurden neben der fast totalen symmetrischen Nekrose der Putamina multiple Diapedesisblutungen in der Rinde der Fissura interhaemisphaerica und der Fissura lateralis gefunden. Die unbedingte Bevorzugung des Putamens demonstriert aber auch dieser Fall sehr eindrucksvoll. Die Erweichung überschreitet die Putamengrenzen auch hier nur ganz wenig. Die Grenze gegenüber dem intakten Globus pallidus ist peinlich genau gewahrt. Der Nucleus caudatus ist unversehrt. *Es besteht kein Zweifel, daß diese Putamennekrosen ein bisher unbekanntes, besonders eindrucksvolles Beispiel örtlicher Vulnerabilität durch ein spezifisches Gift, also ein*

[1] Persönliche Mitteilung.

*Beispiel von Pathoklise im Sinne C. u. O. Vogts darstellen. Man kann die Putamenherde bei der Methylalkoholvergiftung der überwiegenden Schädigung des Pallidums durch protrahierte Kohlenoxydeinwirkung an die Seite stellen.*

Der nekrotische Prozeß hat in allen Fällen vorwiegend die *lateralen* Putamenabschnitte betroffen. Um die Regelmäßigkeit dieses Befundes zu demonstrieren, wurden in Abb. 3–10 acht Fälle verschiedener Intensität zusammengestellt. Gewisse Abschnitte des Striatum, nämlich der Nucleus caudatus und das gesamte orale Putamen, waren nie ergriffen. Bei der weitgehenden morphologischen Einheitlichkeit des Streifenhügels ist diese Bevorzugung des lateral-caudal-basalen Abschnittes sehr bemerkenswert.

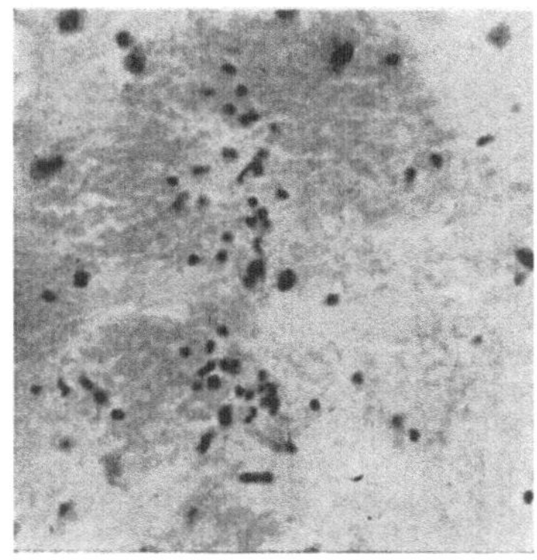

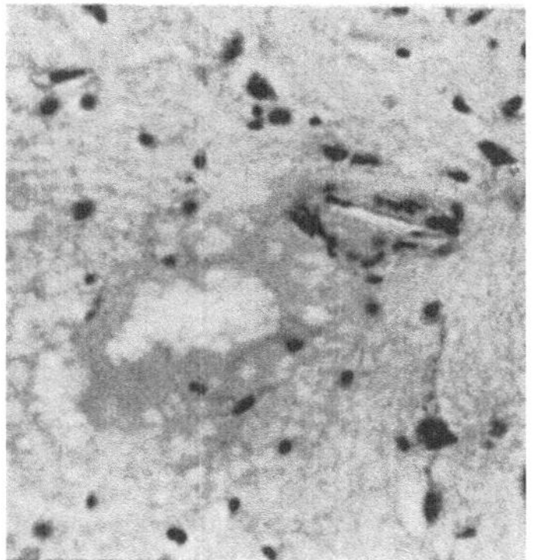

Abb. 18–19. Fall 64: Derselbe Schnitt wie Abb. 6. 225fach.

Abb. 18. Nekrotische Gefäßendothelien liegen im Zentrum der Blutung.

Abb. 19. Aus dem Randgebiet des Herdes, Perivasculärer Austritt von Blutplasma.

Die Einheitlichkeit des Striatum ist zwar keine absolute. Cecile Vogt hat 1911 erstmalig erwähnt, daß die kleinen Nervenzellen im Schwanzkern etwas voluminöser sind als im Putamen. Bielschowsky und andere Autoren (Rose) haben diesen Unterschied bestätigt. „Der einzige architektonische Unterschied zwischen Caudatum und Putamen liegt in einem spurweise beträchtlicheren Volumen der kleinen Ganglienzellen im Caudatum", schrieben C. u. O. Vogt 1919. Da bis 1942 über eine Gliederung des Putamens nichts bekannt war, mußten in Verfolgung Vogtscher Gedankengänge Teilschädigungen des Putamens (wie z. B. der Status marmoratus, der dorso-orale Gebiete bevorzugt, oder der Status lacunaris, der hauptsächlich in kaudalen und basalen Abschnitten auftritt) als „merotopistische Erkrankungen" angesehen werden, wobei offen blieb, ob es sich nicht doch um „verkannt holotopistische Erkrankungen" im Sinne Vogts handelt. Harald Brockhaus hat nun in seiner 1942 erschienenen Striatumstudie den Versuch einer weitgehenden morphologischen Gliederung des Putamens unternommen. Zunächst ersetzt er die bisherige Zweigliederung des Striatum durch eine Dreigliederung. Den breiten basalen Teil des Striatum, der in oralen Gebieten Putamen und Caudatum verbindet und früher zum Putamen gerechnet wurde, trennt er von diesem wegen architektonischer Besonderheiten als „Fundus striati" ab. Das restliche Putamen gliedert er auf Grund der von ihm gefundenen Unterschiede in fünf verschiedene Grisea, von denen die wichtigsten das „Putamen mediale" und das „Putamen laterale" sind. Im letzteren sollen die kleinen Nervenzellen kleiner, schlanker und dichter gelagert, die großen Nervenzellen dichter gelagert sein als im Putamen mediale. Das Putamen laterale beginnt erst in den mittleren Partien des Putamens, liegt zunächst basal, reicht dann auf mehr caudal gelegenen Schnitten weiter dorsolateral hinauf und nimmt noch weiter caudal schließlich den ganzen lateralen Teil des Putamens ein (siehe die topographischen Zeichnungen bei Brockhaus).

Eine genaue Festlegung der Prozeßgrenzen in unseren Fällen ist leider nicht möglich, da gewöhnlich nur Bruchteile des Materials aufgehoben wurden. Aber aus den Sektionsbefunden und den durchgeführten histologischen Untersuchungen geht mit großer Wahrscheinlichkeit hervor, daß die Methylalkoholherde ein Gebiet bevorzugen, das ziemlich genau mit dem Putamen laterale Brockhaus' übereinstimmt. Man vergleiche unsere Abbildungen mit den Brockhausschen Schemata. So erstrecken sich in Fall 90 die rückwärts großen, aber einen medialen

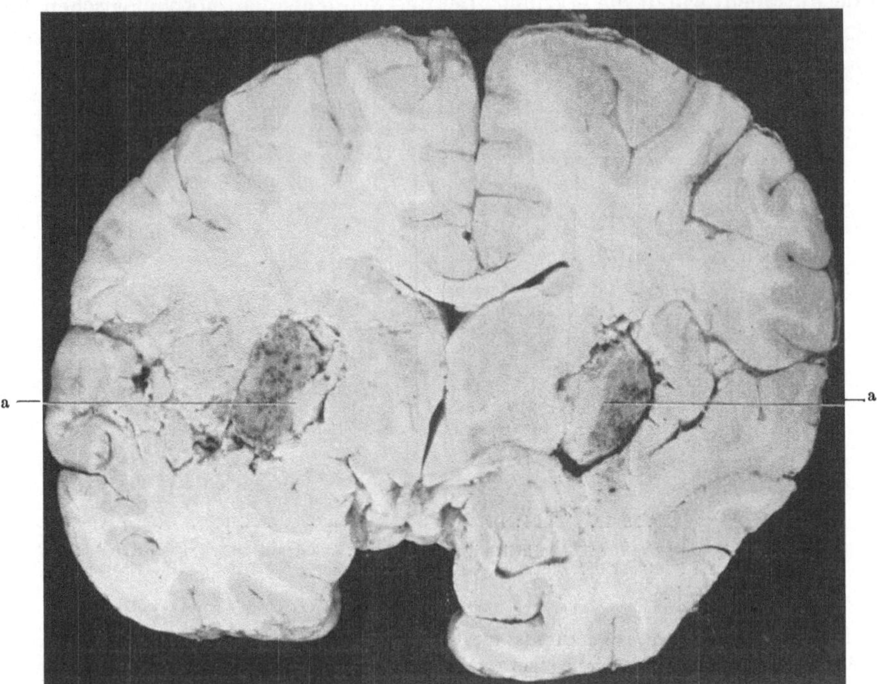


Abb. 20. Fall 106: Jan W., 19 Jahre, gestorben am 25. 5. 1945 nach Methylalkholvergiftung. Überlebenszeit nicht bekannt. Hochgradige Schwellung der nekrotischen, in Zerfall begriffenen und von Erweichungsblutungen durchsetzten Putamina. (Durch artifizielle Spalten sind die Linsenkerne z. T. aus ihrer Umgebung gelöst.) Bei a Grenze gegen den völlig unversehrten Globus pallidus.

Streifen frei lassenden Herde entsprechend der Lage des Brockhausschen Putamen laterale nur basolateral nach vorn (Abb. 2 und 10). Bei dem besonders hochgradigen Fall 106 waren die kaudalsten Gebiete der Putamina durch Erweichungen vollkommen zerstört (siehe Sektionsprotokoll). Nach Brockhaus werden die kaudalsten Putamenausläufer fast nur vom Putamen laterale gebildet. Auch in diesem Falle folgt die Intensität der Veränderungen nach vorn zu ungefähr dem Brockhausschen Schema (siehe Abb. 8 und 9). *Diese eigenartige Lokalisation berechtigt zu der Annahme, daß wir in den symmetrischen Nekrosen des Putamens bei der Methylalkoholvergiftung eine – in den meisten Fällen unvollständige – holotopistische Erkrankung des Putamen laterale (Brockhaus) vor uns haben.*

Es verlockt natürlich, in Tierversuchen die Wirkung des Methylalkohols auf das Putamen zu studieren. Möglicherweise wird es hierbei ähnliche Schwierigkeiten geben, wie bei den Experimenten zur Erzeugung der Pallidumherde bei

Kohlenoxydvergiftung (A. Meyer). Denn häufig ändern sich die Pathoklisen von Art zu Art. Vielleicht wäre es zweckmäßig, neben Säugetieren auch Vögel zu verwenden, da diese ein besonders hochentwickeltes Striatum besitzen.

Weiter sollte man der Frage nachgehen, ob die Putamenherde, wie die Pallidumnekrosen bei der Kohlenoxydvergiftung, auch überlebt werden können. Hierzu müßten Menschen, die durch Methylalkohol nachweislich geschädigt wurden, auf extrapyramidal-motorische Störungen hin untersucht werden, am besten in Blindenanstalten, wo sicher Leute leben, die bei einer Methylalkoholvergiftung ihr Augenlicht eingebüßt haben.

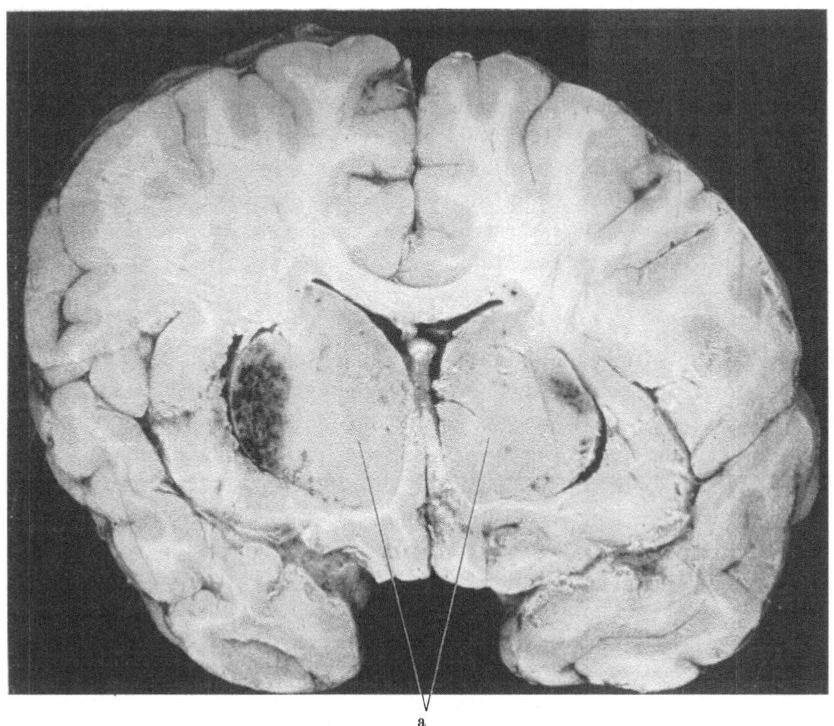


Abb. 21. Fall 106: Etwas weiter vorn als Abb. 20. Die Putamina sind durch die Schwellung beinah kugelig. Die Erweichungsblutungen sitzen nur lateral. a vorderster Pallidumpol.

### γ) *Auge und Sehnerv.*

Die Erblindung, das markante Symptom der überlebten Methylalkoholvergiftung, tritt gewöhnlich gegen Ende des zweiten Tages nach der Giftaufnahme in Erscheinung. Bei den tödlichen Vergiftungen wird nur in der Minderzahl der Fälle über Sehstörungen berichtet (bei unserem Untersuchungsgut in etwa 10%), wohl weil dieses Symptom neben der schweren Kreislauf- und Gehirnschädigung sehr oft unbeachtet bleibt. Die histologische Untersuchung der Netzhaut einiger Fälle von sicherer, wenige Stunden vor dem Tode erfolgter Erblindung ergab keine befriedigenden Ergebnisse. Infolge des fast immer zu hohen „Leichenalters" waren trotz sofort bei der Einlieferung erfolgter intraokulärer Formalininjektion kadaveröse Erscheinungen an den Ganglienzellen der Netzhaut nicht zu vermeiden. Die hauptsächlich von Birch-Hirschfeld experimentell ermittelte Degeneration der Netzhautganglienzellen durch den Methylalkohol, die an menschlichem Obduktionsgut bisher lediglich von Pick und Bielschowsky und neuerdings von Roe bestätigt wurde, haben wir nicht eindeutig sehen können. Die retinalen Ganglienzellen sind besonders frühzeitig postmortalen Veränderungen unterworfen. Schieck schreibt hierüber:

„Nach den Erfahrungen von A. Birch-Hirschfeld bekommt die Ganglienzelle (normalerweise) bereits 2 Stunden nach dem Tode eine leichte Fältelung ihrer Membran, verbunden mit einer Umschärfe der Nisslkörper, und es werden nach 5 Stunden unter Auftreten von Vakuolen im Protoplasma die Chromatinkörper so unscharf, daß die ganze Zelle den Farbstoff aufnimmt, nach 7 Stunden sind die Nisslkörper ganz verschwunden."

Auf Grund dieser Feststellungen haben wir eine systematische Untersuchung der in großer Zahl asservierten Bulbi unterlassen.

In den an Hand von Nissl-, Bielschowsky-, Reumont-Lhermitte- und Fettschnitten in größerer Zahl untersuchten Sehnerven von prämortal sicher oder wahrscheinlich erblindeten Personen konnten wir ebenfalls keine deutlichen morphologischen Veränderungen erkennen. Das einzige, was sowohl in den Sehnerven als auch in den Bulbi im Vergleich zu gleichartig behandelten Testobjekten auffiel, war eine verstärkte capillare und venöse Blutfülle und zuweilen ödematöse Auflockerungen des Bindegewebes.

#### δ) *Vegetatives Nervensystem.*

In Überprüfung der von Mogilnitzkie am vegetativen Nervensystem erhobenen Befunden haben wir uns auf die Untersuchung von Nisslschnitten des oberen Halsganglions des Grenzstranges in den Fällen mit längerer Überlebenszeit beschränkt. Wir sahen hinsichtlich der Struktur der Ganglienzellen und des Hüll- und Nebenplasmodiums keinen Unterschied gegenüber entsprechenden Vergleichspräparaten, sondern lediglich eine starke capillare Hyperämie, eine dem Grade nach wechselnde Erweiterung perivaskulärer Räume sowie gelegentlich Blutkörperchen außerhalb der Strombahn.

### c) Leber.

Die Leber von Alkoholvergifteten, gleich ob sie durch übermäßigen Genuß von Äthyl- oder Methylalkohol gestorben sind, fällt makroskopisch vor allem durch ihren abnormen Reichtum an flüssigem Blut auf. Die großen Lebervenen sind stark gefüllt und der Blutabfluß von den Schnittflächen ist deutlich erhöht. Abgesehen von dieser Hyperämie ist aber für die Methylalkoholvergiftung noch eine eigenartig fleckige Beschaffenheit der Leber charakteristisch. (Für diese Beurteilung wurde nur Material von Leichen herangezogen, welche keine kadaveröse Veränderungen aufwiesen.) Gebiete starker Blutfülle scheinen mit solchen eines ausgesprochenen Ödems abzuwechseln. Das Organ ist in seiner Konsistenz deutlich herabgesetzt, oft geradezu brüchig. Die Schnittflächen quellen unter der Kapsel vor. Die Läppchenzeichnung ist stellenweise sehr undeutlich. Dabei wirkt die Leber im ganzen etwas schwerer als gewöhnlich.

In unseren Fällen schwankte das Lebergewicht zwischen 930 und 2180 g. Im Durchschnitt betrug es 1511 g. Diese Zahl liegt zwar unter dem von Rössle und Roulet angegebenen Durchschnittswert für Männer von 1583 g. Die an friedensmäßigem Obduktionsgut gewonnenen Rössle-Rouletschen Zahlen treffen aber nach unseren Erfahrungen für die unterernährte Großstadtbevölkerung der letzten Kriegsjahre nicht zu. Der wirkliche Durchschnitt lag in diesen Jahren bestimmt viel tiefer und ein Lebergewicht von über 1500 g galt damals als überdurchschnittlich.

Weiter fiel bei den Sektionen von Methylalkoholleichen als fast konstanter Befund eine außergewöhnlich hochgradige Füllung der Gallenblase auf. Nicht selten überragte das prall mit dunkler dünnflüssiger Galle gefüllte Organ den unteren Leberrand beträchtlich.

Die histologische Untersuchung der Leber bei einer großen Anzahl von Methylalkoholvergifteten läßt einen dem Grade nach wechselnden, gewöhnlich aber doch deutlichen Unterschied gegenüber den Äthylalkoholtodesfällen erkennen. Beiden Todesarten gemeinsam ist die hochgradige venöse Blutfülle. Bei der protrahierten Methylalkoholvergiftung gesellt sich hierzu aber sehr oft ein Bild, das mit einer bloßen akuten Stauung nicht erklärt werden kann: Das Balkennetz der Leberzellen ist aufgelockert, und zwar im Zentrum der Läppchen meist mehr als an der Läppchenperipherie. Manche Zellen sind abgerundet und aus ihrem Verband gelöst. Die erweiterten Capillarräume zwischen den Leberbalken enthalten nicht nur Blutkörperchen, sondern vor allem reichlich eiweißreiche Flüssigkeit. Es handelt sich offenbar um ein toxisches Ödem der Leber, das sich zwischen die Capillarendothelien und Parenchymzellen einschiebt und dadurch die sogenannten Disseschen Räume zur Entfaltung bringt (Capillarmobilisation nach Rössle). Daneben besteht eine allgemeine Auflockerung und Verquellung der Gefäßwände und Bindegewebssepten. Die Intensität der zugrunde liegenden „serösen Exsudation“ kann in ein und derselben Leber stark wechseln. Stellen mit fast normalem Balkenzusammenhang wechseln mit starken Auflockerungserscheinungen der Läppchen ab, entsprechend der makroskopisch eigentümlichen fleckigen Färbung des Organs. Rössle hebt hervor, daß das toxische Ödem der Leber ungleichmäßig, manchmal sehr fleckig lokalisiert auftritt. Wir haben diese Leberveränderungen in den Fällen, wo der Tod erst gegen Ende des zweiten Tages nach der Giftaufnahme eintrat, kaum jemals vermißt.

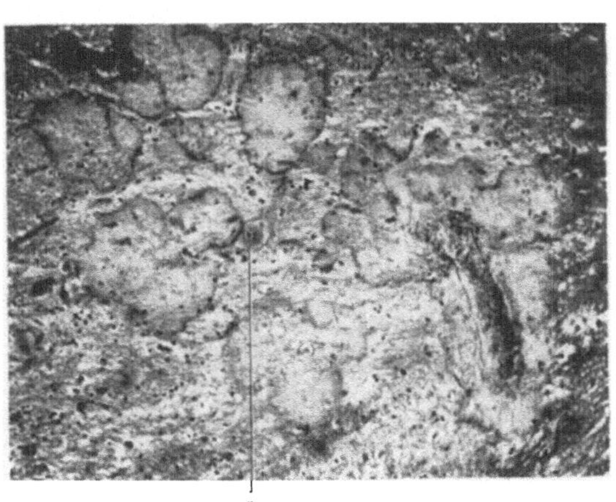


Abb. 22. Fall 90: (Siehe Abb. 2 und 10.) Traubenförmiger Austritt von Blutplasma aus strotzend gefüllten Capillaren im Bereich des Nucleus dentatus des Kleinhirns. a Ganglienzelle ohne eindeutige pathologische Veränderungen. Paraffin, Hämatoxylin-Eosin, 85fach.

Im Fettbild sieht man – wieder zum Unterschied von den akuten Äthylalkoholtodesfällen – bei der protrahierten Methylalkoholvergiftung fast immer eine feintropfige zentrale Verfettung (degenerative Form der Fettverteilung nach Hansen). Die Kupfferschen Sternzellen nehmen manchmal ebenfalls Fettfarbstoff an. Niemals konnten wir uns hingegen vom Vorhandensein von Vakuolen in den Leberzellen im Sinne der von BÜCHNER und seiner Schule beschriebenen Leberveränderung bei Hypoxydosen überzeugen.

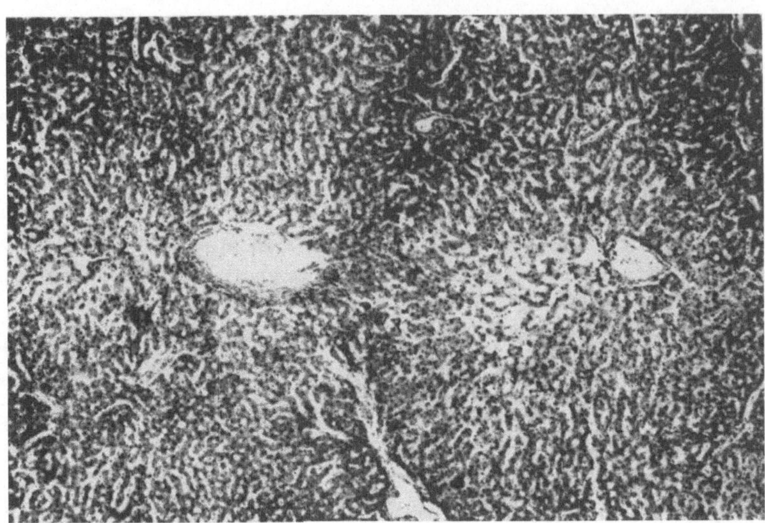

Abb. 23. Fall 27: Konchohin N., 54 Jahre, gestorben am 11. 1. 1944, 45 Stunden nach Aufnahme von Methylalkohol. „Seröse Entzündung" der Leber.

*Es besteht kein Zweifel, daß es sich bei den Veränderungen der Methylalkoholleber um das Anfangsstadium einer sogenannten „serösen Entzündung" im Sinne RÖSSLEs und EPPINGERs handelt. Beginnende „seröse Entzündung" kann als ein nahezu konstantes Merkmal der protrahierten Methylalkoholvergiftung angesehen werden* (Abb. 23).

## d) Herz- und Gefäßsystem.

Das durchschnittliche Herzgewicht der Methylalkoholvergifteten betrug 355 g. Dieser etwas über dem von RÖSSLE und ROULET bei Männern ermittelten Durchschnitt (316 g) liegende Wert erklärt sich befriedigend aus dem Umstand, daß unser Leichengut sich überwiegend aus jungen muskelkräftigen Handarbeitern zusammensetzte. Der Herzmuskel war bei der Sektion meistens noch totenstarr, die linke Kammer fest zusammengezogen und leer. Der rechte Vorhof war gewöhnlich ziemlich prall mit flüssigem Blut erfüllt. Sehr häufig waren punktförmige und zusammenfließende subepikardiale Blutungen größeren Ausmaßes, besonders an der Rückseite des Herzens. Weniger oft wurden Blutaustritte auch subendokardial (mit Vorliebe an der Kammerscheidewand links) und tiefer im Herzmuskel makroskopisch gesehen. Nahezu konstant beobachteten wir bei den protrahierten Fällen eine mehr oder weniger deutliche streifige Zeichnung des Herzmuskels, eine sogenannte „Tigerung". Am häufigsten war sie an der Innenseite der Vorderwand der rechten Kammer zu erkennen, sehr oft aber auch an den Papillarmuskeln des linken Ventrikels. Die in großer Zahl durchgeführten Fettfärbungen dieser „getigerten" Stellen zeigen im allgemeinen keine typische Verfettung. (Der oben referierte Fall 50 bildet in dieser Hinsicht eine

Ausnahme.) Lediglich subendokardiale, offenbar dem Reizleitungssystem angehörende Fasern führen häufig feinste Fetttröpfchen im Zelleib. (Nach MÖNCKEBERG ist die Verfettung der Endesausbreitung des Atrioventrikularsystems ein individuell schwankender, aber doch physiologischer Zustand, nach dem 40. Lebensjahr fast die Regel. Vorzugsweise sehe man sie aber doch bei Infektions- und Intoxikationskrankheiten. Vor allem kämen im Blute kreisende toxische Produkte für die der Verfettung zugrunde liegende Stoffwechselstörung in Betracht.) Der wesentlichste Befund bestand neben der venösen Hyperämie in einer besonders in der Umgebung der Venen deutlichen Auflockerung und Quellung des Bindegewebes bis zum ausgesprochenen, sich zwischen die Muskelfasern einschiebenden Ödem (Abb. 24). Demnach liegt der makroskopischen „Tigerung" nicht, wie bei den chronischen Anämien (RIBBERT) eine streifige Verfettung, sondern ein sich stellenweise verstärkendes Ödem des Herzmuskels zugrunde.

Am Gefäßsystem fällt bei protrahierter Methylalkoholvergiftung histologisch im allgemeinen folgendes auf: Die Wände der Arterien wie der Venen sind sehr oft deutlich verbreitert und aufgelockert. Diese eigenartige Quellung betrifft nicht nur das subendotheliale, „accessorische" Bindegewebe der Gefäßrohre, sondern auch andere Bindegewebsabschnitte, wie die GLISSONschen Dreiecke der Leber, die Milzbalken, die Grundhäutchen der Nierenkanälchen, die Submucosa der Harnblase und des Magen-Darmkanals. Das Eigentümliche dieser Veränderungen ist, daß die einzelnen Bindegewebsfasern verbreitert sind und sich mit Eosin gleichmäßig anfärben. Dadurch wirkt das Bindegewebe eigenartig zellarm und homogen. Wir erblicken in dieser Veränderung den Ausdruck einer Störung der Schrankenfunktion des Endothels, einer Dysorie im Sinne von SCHÜRMANN und MAC MAHON. Seltener kommt es zur Ausbildung eines eigentlichen Ödems des Bindegewebes (wie in Abb. 24).

Die Gefäße der inneren Organe sind in wechselndem Maße gefüllt. Eine hochgradige Blutfülle zeigt in der Regel der kleine Kreislauf. Morphologische Veränderungen an den Gefäßendothelien sind, abgesehen von den spezifischen Nekroseherden im Gehirn, nirgends vorhanden.

### e) Die übrigen anatomischen Befunde.

Von allen Organen ist die Hyperämie der *Lungen* am ausgeprägtesten. Nicht selten sieht man im histologischen Schnitt die Alveolarcapillaren strotzend mit Erythrocyten gefüllt, geschlängelt und mit varizenähnlichen Ausbuchtungen versehen. Ein ausgeprägtes Lungenödem ist dieser akuten Blutfülle gegenüber viel weniger konstant, wenn auch ödematöse Lungenpartien in den meisten Fällen beobachtet werden. In den protrahierten Fällen kommen beginnende Bronchopneumonien hinzu. Häufig sind petechiale Blutungen nicht nur in die Pleura, sondern auch ins Lungengewebe. Die Hyperämie betrifft auch die Schleimhaut der Bronchien und der Luftröhre.

Die *Nieren* sind gewöhnlich in ihrer Konsistenz etwas herabgesetzt, blutreich. Beim Abziehen der Kapsel bleibt oft Rindengewebe an der Kapsel haften. Das von uns errechnete Durchschnittsgewicht beider Nieren liegt mit 282 g ganz wenig über dem RÖSSLE-ROULETschen Mittelwert für Männer von 278,63 g. Histologisch ist bei den Fällen mit längerer Überlebenszeit wie in den übrigen

Organen eine Verquellung und Auflockerung der Gefäßwände und des Bindegewebes nachzuweisen. Im Fettbild sieht man fast stets geringe Verfettungen, die ganz regellos die Epithelzellen einmal einzelner gewundener Kanälchen, dann wieder von Mittel- und Überleitungsstücken befallen. Das Markbindegewebe nimmt oft Fettfarbstoff in Form eines leichten Schleiers an (ein bei älteren Leuten normaler Befund). Auch die Epithelverfettung hält sich insgesamt in dem von LUBARSCH noch als „nicht krankhaft" gekennzeichneten Rahmen, wenngleich

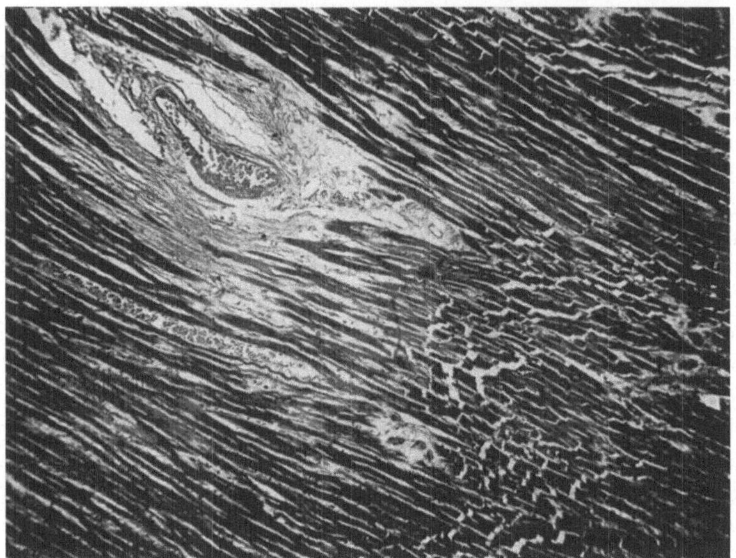

Abb. 24. Fall 32: Ewdokin L., 49 Jahre, gestorben am 4. 4. 1944. Hyperämie und Oedem des Herzmuskels. E. hat nach dem Bericht 18 Stunden vor dem Tode, wahrscheinlich aber auch schon 24 Stunden früher Methylalkohol getrunken.

man sagen muß, daß bei Menschen, die aus voller Gesundheit durch äußere Gewalteinwirkung gestorben waren, solche Verfettungen gewöhnlich nicht vorkommen. Ganz bestimmt handelt es sich nicht um eine degenerative Verfettung, wie MOGILNITZKIE angenommen hat. Zur Frage der parenchymatösen Entartung (trüben Schwellung) vermögen wir an Hand unserer Präparate nicht Stellung zu nehmen, da autolytische Veränderungen nicht auszuschließen sind.

Das *Blutserum* innerhalb der Gefäße wird in Schnitten aller Organe häufig von Fettfarbstoffen deutlich getönt, und zwar sowohl bei Äthyl- wie bei Methylalkoholvergifteten. Diese Feststellung berechtigt zusammen mit den Befunden einer überdurchschnittlichen Fettspeicherung in den subendocardial gelegenen Herzmuskelfasern, den Nierenepithelien und den Kupfferschen Sternzellen zu der Annahme, daß beide Alkohole durch Mobilisation von Fettstoffen eine *geringe Lipämie* verursachen.

Das *Milz*gewicht lag mit durchschnittlich 132 g (Schwankungen zwischen 30 und 280 g) etwas unter dem RÖSSLE-ROULETschen Werten (157 für Männer, 135 für Frauen). Dennoch wirkten die Milzen nicht kleiner als die des durchschnittlichen gerichtsmedizinischen Sektionsgutes. (Vielleicht sind die RÖSSLE-

ROULETschen Zahlen nur deshalb höher, weil ihnen das Material eines pathologisch-anatomischen Institutes zugrunde lag.) Eine ausgesprochene Zusammenziehung mit starker Kapselrunzelung sahen wir selten. Allerdings spielt hier das Leichenalter eine entscheidende Rolle. (Z.B. erschlaffen die bei akuten Verblutungen zu findenden stark zusammengezogenen Milzen einige Zeit nach dem Tode und nehmen durch postmortalen Flüssigkeitseinstrom wieder an Gewicht zu.) Ein in den protrahierteren Fällen von Methylalkoholvergiftung immer wiederkehrender charakteristischer Befund sind etwas vergrößerte, unscharf begrenzte, zusammenfließende Follikel an der frischen Schnittfläche. Mark ist meist nicht abstreifbar. Mikroskopisch fällt die Blutfülle der Sinus und der reticulären Maschenmäntel auf. Die Follikel sind deutlich aufgelockert. Auch an den Arterien und Bindegewebssepten sieht man die schon erwähnten Auflockerungserscheinungen. Dieses Bild ist von der Verblutungsmilz und der infektiösen Milz (RÖSSLE, HELMKE) gut zu trennen, und zwar vor allem durch den reichlichen Erythrocytengehalt.

Die übrigen Organe bieten nichts Charakteristisches. Das *Pankreas* war sehr häufig von Blutfarbstoff postmortal durchtränkt. Reizerscheinungen von seiten des Magen-Darmkanals gehören *nicht* zum typischen Vergiftungsbild, abgesehen von einem akuten Magenkatarrh in Fällen konzentrierter Giftaufnahme. Die häufigen punktförmigen und zusammenfließenden Schleimhautblutungen in Magen, Darm und Harnblase sind im wesentlichen als postmortale Veränderungen anzusehen. In typischen Fällen ist der Darm zusammengezogen, der Dickdarminhalt oft ausgesprochen fest. Fälle mit breiigem Dickdarmstuhl und flüssigem Dünndarminhalt sind seltener. Der Bauchfellüberzug der Därme ist in den protrahierten Fällen oft eigenartig klebrig.

## D. Die chemischen Befunde.

Der Bereitwilligkeit von Dr. PELZ vom Berliner Institut für angewandte Chemie war es zu danken, daß das bei den Sektionen gewonnene Material größtenteils quantitativ auf Methylalkohol und andere Gifte untersucht werden konnte. Gleichzeitig prüften wir die asservierten Flüssigkeiten nach der Methode von WIDMARK auf mit Wasserdampf flüchtige, oxydable Substanz, wobei die Berechnung so durchgeführt wurde, als ob die ermittelten Werte aus Äthylalkohol bestanden hätten. Tabelle 1 enthält unsere Fälle, soweit quantitative chemische Untersuchungsergebnisse vorliegen. In ihr ist ferner die mutmaßliche Zeit angeführt, die zwischen dem Trinken und dem Tod lag (Überlebenszeit), sowie das Leichenalter[1] (Zeit zwischen Tod und Asservierung), und endlich Angaben über das beschlagnahmte Getränk und andere Bemerkungen.

Von besonderem gerichtsmedizinischen Interesse ist der Einfluß des Methylalkohols auf die WIDMARKsche Blutalkoholbestimmung. Wie aus der Tabelle

[1] Sicherlich muß der Einfluß postmortaler Vorgänge auf die oxydable Substanz beachtet werden. KANITZ und SELLSCHOPP meinen, daß im Leichenblut wahrscheinlich sehr viel höhere Werte gefunden werden können als im frisch entnommenen Blut. Wenn wirklich praktisch ins Gewicht fallende Erhöhungen durch autolytische Vorgänge vorkommen – was nach den Versuchen von ELBEL, der immer nur postmortale Erniedrigungen der oxydablen Substanz fand, zunächst bezweifelt werden muß –, wären unsere Ergebnisse hinsichtlich der WIDMARK-Proben nicht verwertbar.

hervorgeht, wurden fast immer Werte über 1 Promille gefunden, selbst in jenen Fällen, wo mehr als zwei Tage vor dem Tode nichts mehr getrunken worden war. Diese Zahlen lehren für sich allein schon, daß es sich um keine Äthylalkoholvergiftungen gehandelt haben kann. Denn der Äthylalkohol wäre zwei Tage nach dem Trinken nach den von WIDMARK und Mitarbeitern ermittelten Verbrennungskoeffizienten restlos eliminiert gewesen. Bekanntlich ist er im allgemeinen schon nach 24 Stunden höchstens in Spuren nachzuweisen – auch wenn man in Betracht zieht, daß die normale Geschwindigkeit des Abbaus durch mancherlei unkontrollierbare, die Resorption und die Umsetzung hemmende Einflüsse verzögert sein kann (JUNGMICHEL und MÜLLER, ELBEL, v. HECKSTEDEN bestritten).

Bei Annahme eines 70 kg schweren Mannes, eines mittleren Faktors r (= Gewebe-Blut-Relation) und eines mittleren Verbrennungsfaktors $\beta$ würde nach JUNGMICHEL z. B. eine Konzentration von 1,50‰ im Blut 40 Stunden nach dem Trinken (wie wir sie in unseren Fällen häufig sahen) einer getrunkenen Alkoholmenge von $[A = p \cdot r\,(c + \beta \cdot t) = 70 \cdot 0{,}76\,(1{,}5 + 0 \cdot 12 \cdot 40)]$ 335 g und einer rechnerischen Anfangskonzentration von $\left(c_0 = \frac{a}{p \cdot r} = \frac{335}{70 \cdot 0{,}76}\right)$ 6,3‰ entsprechen. Legt man WIDMARKs mittlere Konstanten (r ♂ = 0 · 68, $\beta_{60}$ ♂ = 0 · 15) zugrunde, so ergibt sich gar eine getrunkene Alkoholmenge von 357 g und ein $c_0$ von 7,5‰!

Zum Unterschied von Äthylalkohol wird der Methylalkohol ausgesprochen langsam eliminiert. Eine exakte Bestimmung der Umsetzungsgeschwindigkeit von Methylalkohol beim Menschen konnte noch nicht durchgeführt werden. Aber nach den Kaninchenversuchen von WIDMARK und BILDSTEN muß man damit rechnen, daß der Abbau von Methylalkohol auch beim Menschen mindestens fünfmal langsamer vor sich geht als von Äthylalkohol. Damit würde das Ergebnis unserer chemischen Analysen und viele Angaben der Literatur gut übereinstimmen. Wie aus der Tabelle ersichtlich ist, konnte der Methylalkohol in jedem Falle in den Körperflüssigkeiten nachgewiesen werden, selbst wenn, wie z. B. im Fall 90, das Trinken erwiesenermaßen 65 Stunden zurücklag.

Die durch die WIDMARKsche Probe ermittelten Reduktionswerte liegen in allen unseren Fällen weit über den Ergebnissen der chemischen Methylalkoholbestimmung. In Tabelle 2 sind 32 Fälle, bei denen WIDMARKprobe *und* quantitative Methylalkoholbestimmung im Blute vorliegen, einander gegenübergestellt. In der Hälfte der Fälle ist der WIDMARKwert mehr als dreimal so hoch als die Methylalkoholkonzentration, und nur in einem Viertel (in acht Fällen) beträgt er weniger als das Doppelte. Diese 8 Fälle befinden sich am rechten Flügel der Kurve (mit einem + bezeichnet), d. h. bei den hohen Methylalkoholwerten, während die Fälle, wo nach WIDMARK das 3–6fache von der chemisch ermittelten Methylalkoholkonzentration gefunden wurde, links stehen, wo die niedrigen Methylalkoholwerte eingetragen sind. Im ganzen steigt aber auch die WIDMARKkurve von links nach rechts deutlich an.

Zur Auslegung dieser Ergebnisse sei zunächst auf die Arbeit von BILDSTEN eingegangen, der 1924 das Verhalten des Methylalkohols in der WIDMARKschen Mikromethode untersuchte. B. bestimmte die Bichromat reduzierende Kraft zahlreicher Proben einer 1- und einer 0,73-promilligen Methylalkohollösung und errechnete als Mittelwert die Konstante k mit *1,33* bei Verwendung einer n/200-

Tabelle 1. *Eigene Fälle, soweit quantitative chemische Untersuchungsergebnisse vorliegen.*

| Fall Nr. | Methylalkohol in mg%, bestimmt nach Kolthoff-Deniges von Herrn Dr. Pelz in Leichen- -Blut | -Mageninhalt | -Harn | -Liquor | Flüchtige oxydable Substanz nach Widmark in ‰, berechnet auf Äthylalkohol in Leichen- -Blut | -Harn | -Liquor | Ungefähre Überlebenszeit in Stunden | Leichenalter in Stunden | Beschlagnahmtes Getränk / Bemerkungen |
|---|---|---|---|---|---|---|---|---|---|---|
| 2 | | ++ | | | 1,14 | | | 48 | 98 | |
| 3 | | ++ | | | 1,66 | | | 48 | 72 | |
| 4 | | + | | | 0,45 | | | 40 | 48 | Jugendlicher |
| 8 | | ++ | | | 1,46 | | | 48 | 84 | |
| 12 | | ++ | | | 1,28 | | | 24 | 72 | |
| 29 | + | | | | | | | 50 | 60 | 96 Vol.% Methylalkohol |
| 31 | | + | | | 0,97 | | | 12 | 40 | Jugendlicher |
| 33 | | ++ | | | 1,66 | 2,34 | | 48 | 19 | |
| 34 | | | | | 1,50 | 2,42 | | 36 | 37 | |
| 35 | 94 | 62,5 | 11,5 | | | | | 60 | 60 | } |
| 36 | 34,6 | | | | | | | 30 | 84 | faul ♀ } 16,69 % Methylalkohol |
| 37 | 52 | | 60 | | 1,32 | 1,84 | | 48 | 60 | } |
| 38 | + | | | | | | | 48 | 60 | } |
| 40 | | + | | | 3,54 | | | 36 | 108 | |
| 44 | + | | | | 0,54 | | | ? | ? | faul ♀ |
| 48 | ++ | ++ | | | 1,99 | | | 50 | 47 | |
| 50 | 137 | 141 | 128 | | 2,55 | 3,92 | | 24 | 19 | |
| 52 | 181 | 131 | 112 | | 2,89 | 3,17 | | 29 | 19 | 45 g% Methylalkohol |
| 54 | 165 | 213 | 165 | | 2,20 | 3,24 | | 48 | 21 | |
| 55 | 61,1 | 67 | 125,6 | | 1,85 | 1,81 | | 29 | 36 | 46 g% Methylalkohol |
| 56 | 29 | 75,4 | 40,2 | | 0,87 | 1,25 | | 53 | 14 | |
| 57 | 70,9 | 62,2 | 93,7 | | 1,93 | 2,08 | | 60 | 44 | |
| 58 | 97 | 151,6 | 135 | | 2,83 | 2,89 | | 29 | 35 | |
| 59 | 153 | 117 | 135 | | 2,21 | 2,89 | | 53 | 45 | |
| 60 | 74 | | 92 | | 2,10 | | | 40 | 44 | |
| 64 | 34 | | 46,5 | | 1,80 | 2,05 | 1,73 | 36 | 34 | |
| 65 | 48,3 | 85,7 | 72,2 | 64 | 1,77 | | 1,83 | ? | 79 | |
| 67 | 135 | | 172,8 | 140 | 2,28 | | 2,03 | ? | 30 | |
| 68 | 27 | 36 | 37 | 58,5 | 1,40 | | | ? | 93 | |
| 71 | 37 | | 60 | 33 | 1,38 | | | 36 | 105 | faul |
| 72 | 42 | 100 | 42 | 86 | 1,91 | | | 42 | 47 | 84,8 Vol.% Äthylalkohol + 120 mg% Methylalkohol + Pyridinbasen. Daneben muß noch ein stärker methylalkoholhaltiges Getränk genossen worden sein. |
| 73 | 60 | 89 | 93,5 | | 1,61 | | | 27 | 62 | ♀ Jugendliche |
| 74 | 45,8 | | | 33 | | | | 53 | 38 | |
| 75 | 77 | 84,2 | 96 | | 1,53 | | | 36 | 108 | |
| 76 | 93,3 | 93,7 | 108,9 | | 2,26 | | | 36 | 108 | |
| 77 | 141 | 100 | 110 | | 2,75 | | | 36 | 108 | |
| 81 | 175 | 243 | 256 | | 2,63 | | | 24 | 26 | 98 Vol.% Methylalkohol, kein Äthylalkohol |
| 83 | 25 | | | | | | | ? | 13 | Tage, völlig verfault |
| 84 | 34 | 50 | 39,5 | 40 | 1,25 | | | 48 | 26 | |
| 85 | 100 | 70 | 107 | 80 | 1,93 | | | 53 | 15 | |
| 86 | 46,5 | 65 | 97 | | 2,96 | | | 38 | 76 | |
| 90 | 34 | 46,5 | 45 | 30 | 1,01 | | | 65 | 24 | } I: 86,6 Vol.% Methylalkohol |
| 91 | 140 | | 208 | | 3,17 | | | 27 | 60 | } II: 25,2 Vol.% Methylalkohol |
| 92 | 50 | | 139 | | 2,13 | Jugendlicher | | 36 | 48 | } + 1 Vol.% Äthylalkohol |
| 93 | 21,3 | 42,3 | 45,3 | | 1,23 | | | 56 | 21 | |
| 94 | 89,9 | 135,5 | 81 | 60 | 1.78 | | | 48 | 72 | ♀ } 0,34% Methylalkohol. Es muß außerdem höher konzentrierter Methylalkohol getrunken worden sein. |
| 95 | 67,1 | 80 | 109,4 | 60,5 | 2,28 | | | 48 | 72 | } |
| 98 | 36,5 | 84,6 | 85,8 | 70 | 2,12 | | | ? | 76 | |
| 99 | 34 | 31 | + | | 1,29 | | | 24 | 10 | |
| 101 | Spuren | 10 | 12,8 | | 2,13 | | | 48 | 51 | Jugendlicher |
| I | | negativ | | | 4,38 | | | 8 | 80 | Markenschnaps |
| II | negativ | negativ | 19,2 | | | | | 4 | 33 | Brennspiritus |
| III | | 7,3 | | | 2,23 | 2,51 | | 14 | 46 | Brennspiritus |
| IV | | negativ | | | 4,51 | 4,21 | | 4-6 | 24 | „Armagnac“ |
| V | | 17,5 | | | 2,43 | 2,48 | | ? | 64 | Brennspiritus |
| VI | | unter 10. Im Magensaft reichlich Äthylenchlorid | | | 0,64 | | | 24 | 24 | Selbstmord durch Kopfschuß Haarwasser „Frikol“, enthält hauptsächlich Äthylchlorid, außerdem 0,12 % Methylalkohol |
| VII | | negativ. Morphinprobe im Harn positiv | | | 1,99 | | | ? | 80 | Äthylalkohol + Morphin? |
| VIII | | + | | | 3,22 | | | ? | ? | Durch Einatmen erbrochenen Mageninhalts erstickt |
| IX | | schwache Spuren Im Magen reichlich Essigsäure. Starke Verätzung | | | 2,20 | | | ? | 36 | |
| X | Spuren | Spuren | 7,5 | | 3,37 | 4,11 | | 10 | 55 | |
| XI | negativ | 11 | negativ | negativ | 5,36 | über 5,0 | über 5,0 | 12 | 12 | |
| XII | | negativ | | | 1,05 | | | ? | 24 | Herztod |

Thiosulfatlösung als Titrationsflüssigkeit. Für Äthylalkohol ist k bekanntlich 1,13 bei n/100-Thiosulfat. Mithin beträgt nach BILDSTEN die bichromatreduzierende Kraft des Methylalkohols nur $\left(\frac{113}{266}\right)$ das 0,425fache derjenigen des Äthylalkohols. 100 mg% (= 1%) Methylalkohol im Blut müßten also 0,425‰, berechnet auf Äthylalkohol, ergeben. Übertragen auf unsere Tabelle würde das be-

Tabelle 2.

*Methylalkoholkonzentrationen, verglichen mit den WIDMARK-Werten im Herzblut von 32 Fällen.*

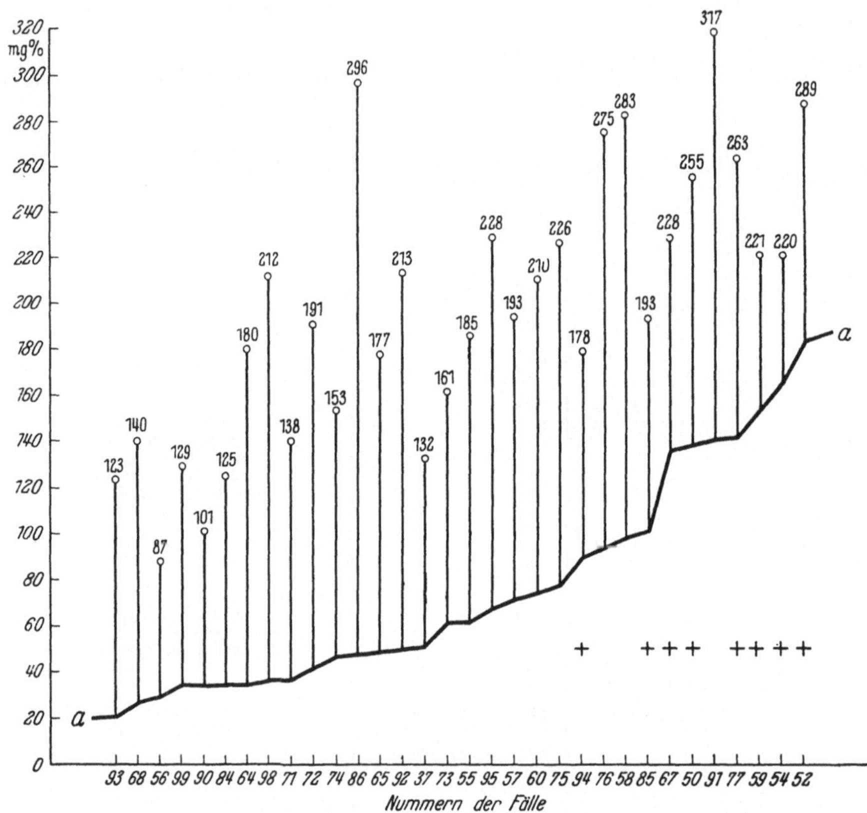


a–a Kurve der Methylalkoholkonzentrationen.
○ zugehörige WIDMARK-Werte in mg%.
\+ 8 Fälle, deren Methylalkoholkonzentration mehr als 1/2 WIDMARK-Wert.

deuten, daß der Anteil des Methylalkchols an allen WIDMARKwerten ganz außerordentlich gering wäre. Z.B. Fall 52: 181 mg% Methylalkohol würden (1,81·0,425) 0,77‰ oxydable Substanz, berechnet auf Äthylalkohol, ergeben. Von den festgestellten 2,89‰ müßten also 2,12‰ aus gleichzeitig getrunkenem Äthylalkohol bestanden haben. Dieser Mann hat aber die Vergiftung immerhin 29 Stunden überlebt, und das beschlagnahmte Getränk enthielt 45g% Methylalkohol! Noch ungünstiger liegen die Verhältnisse bei den niedrigen Methylalkoholwerten: In Fall 93 könnten nur (0,21 · 0,425) 0,09 von den 1,23‰ auf Methylalkohol beruhen. 1,14‰ bestünden aus Äthylalkohol. Der Mann hat 56 Stunden vor dem Tode keinen Alkohol mehr getrunken, was ziemlich erwiesen ist, weil er im Krankenhaus lag. Die beiden beschlagnahmten Getränke bestanden aus fast reinem (wasserverdünnten) Methylalkohol und enthielten nur Spuren Äthylalkohol.

Selbst wenn viele der von uns über Polizeidienststellen, Krankenhäuser und Angehörigenbefragung zusammengetragenen Daten über die Zeit des Trinkens und die Art des Getränks nicht zutreffen sollten, ist es dennoch unwahrscheinlich, ja auf Grund des Verlaufes und des für die reine Methylalkoholvergiftung charakteristischen Leichenbefundes ausgeschlossen, daß alle Untersuchten gleichzeitig mit dem Methylalkohol so hohe Äthylalkoholdosen genossen haben. Georg S. (Fall 90), dessen 65 Stunden lange Überlebenszeit ziemlich verbürgt ist, hatte noch 1,01‰ im Blut, aber nur 34mg% Methylalkohol. (1,01–0,34 · 0,425) 0,86‰ müßten also aus Äthylalkohol bestehen, was bei dem etwa 60 kg schweren, schlank gebauten Mann nach JUNGMICHEL einer getrunkenen Äthylalkoholmenge von $(A = p \cdot r (c + \beta \cdot t) = 60 \cdot 0{,}85\,(0{,}86 + 0 \cdot 12 \cdot 65) =)$ 442 g entspräche. Abgesehen davon, daß diese Menge innerhalb weniger Stunden getötet haben würde, war Georg S. auch gar nicht sinnlos betrunken. Er ging am zweiten Tag nach der Vergiftung wieder zur Arbeit und kollabierte erst am dritten Tag.

Es wäre zu erwägen, ob sich die Umsetzungsgeschwindigkeit von Äthylalkohol bei gleichzeitiger Methylalkoholvergiftung nicht stark verlangsamen könnte. Diese Möglichkeit sei zugegeben. Die großen Einflüsse, die Schädeltraumen (JUNGMICHEL und MÜLLER), der Gesundheitszustand des Magens und verschiedene Krankheiten (MANZ), ferner die Art des Getränkes, der Füllungszustand des Magens, die Geschwindigkeit des Trinkens (HARTWIG), körperliche Arbeit (HECKSTEDEN und FEHLER) und schließlich auch der seelische Zustand auf Resorption, Verbrennung und Ausscheidung ausüben, sind bekannt. (ELBEL meint sogar, daß die Zurückrechnung aus diesen Gründen in der Praxis überhaupt versagt.) Bevor nicht exakte Versuchsergebnisse diese Frage geklärt haben, wird man die Möglichkeit, daß gleichzeitig genossener Methylalkohol die Verbrennung von Äthylalkohol verlangsamt, nicht ausschließen können. (Umgekehrt scheint gleichzeitig genossener Äthylalkohol die Ausscheidung auch kleiner Methylalkoholmengen zu verzögern. Siehe bei ASSER und VON FELLENBERG.) Trotzdem ist eine Erklärung unserer durchweg ziemlich hohen WIDMARKwerte allein mit einer durch die Anwesenheit von Methylalkohol verzögerten Äthylalkoholverbrennung unbefriedigend. Geringe Trunkenheit, typische Latenzzeit und die spezifischen Leichenveränderungen machen es in vielen Fällen unmöglich, daß neben dem Methylalkohol nennenswerte Äthylalkoholmengen getrunken wurden. Außerdem liegen in einigen Fällen auch genaue Berichte und Untersuchungen vor, nach denen sich Äthylalkohol in irgendeiner Form nicht unter den genossenen Getränken befunden haben kann.

Bei gleichzeitigem Trinken von Äthylalkohol werden Verlauf und Leichenbefund „unspezifisch", d.h. der Tod erfolgt ohne Latenzzeit im oder am Ende des akuten Rausches. Wir haben die Fälle mit überwiegender Äthylalkoholwirkung aus unseres Statistik ausgeschieden. Soweit quantitative chemische Untersuchungsergebnisse vorliegen, sind sie der Tabelle 1 unten (römisch beziffert) angefügt.

Alle diese Überlegungen zwingen dazu, anzunehmen, *daß in den meisten unserer Fälle die WIDMARKwerte im wesentlichen vom Methylalkohol selbst oder von den aus ihm im Körper entstandenen Stoffen hervorgerufen sind,* und daß nur in jenen Fällen, wo in der Tabelle 2 die durchschnittliche Kurve der Widmarkwerte stark überschritten wird, größere Äthylalkoholmengen mitbestimmt worden sind. Daraus folgt, daß *dem Methylalkohol oder seinen Abbaustoffen in der Widmarkschen Mikromethode zur Blutalkoholbestimmung* (wenigstens so wie wir sie durchgeführt haben) *eine außergewöhnlich hohe reduzierende Kraft zukommt, daß also die von Bildsten ermittelte Konstante k nicht zutreffen kann.*

Das Geheimnis dieses Mißverhältnisses scheint in der verschiedenen Methodik zu liegen: Bildsten hielt sich an die Widmarksche Vorschrift, nämlich daß die mit den gewogenen Alkoholproben beschickten Erlenmeyerkolben zwei Stunden lang einer Temperatur von 59° ausgesetzt werden. Die Praxis hat gelehrt, daß bei dieser Temperatur in dieser Zeit aller Äthylalkohol oxydiert ist, daß bei Überschreitungen in der Zeit daher kein weiteres Bichromat reduziert werden kann. Es ist gleichgültig, ob die Kölbchen nur zwei Stunden im Brutschrank oder über Nacht bei Zimmertemperatur und Lichtabschluß aufbewahrt werden. Als während des Krieges durch Bombenschäden und andere Umstände die Brutschränke unbrauchbar wurden, gingen wir deshalb zu der letztgenannten Methode über, ohne daß die Genauigkeit hinsichtlich des Äthylalkohols gelitten hätte. Nun verhält sich der Methylalkohol in diesem Reduktionsverfahren wahrscheinlich ganz anders als Äthylalkohol. Methylalkohol ist schwerer oxydierbar als die höheren Alkohole. Damit ist noch nicht gesagt, daß er nicht – im Verhältnis zu seinem Atomgewicht – gleich große oder größere Sauerstoffmengen bei genügend langer Einwirkung oxydierender Mittel zu binden vermöchte. Die Oxydationsprozesse bei den höheren Alkoholen werden nämlich wahrscheinlich durch die gleichzeitige Sprengung der Kohlenstoffatomkette begünstigt (Magnus-Levy). Der nur ein C-Atom enthaltende Methylalkohol bindet den ihm angebotenen Sauerstoff viel träger. Es fragt sich sehr, ob bei Verwendung der Widmark-Originalvorschrift der gesamte Methylalkohol bis zu seinen Endprodukten verbrannt wird. Möglicherweise hätte Bildsten einen viel höheren Wert und eine entsprechend niedrigere Konstante k bekommen, wenn er die Kölbchen länger stehengelassen hätte.

Daß es sich wirklich so verhält, läßt sich mit einer gewissen Wahrscheinlichkeit auch aus unserer Tab. 2 ablesen: Die Kurve der Widmarkwerte steigt von links nach rechts nicht so steil an wie die der chemischen Methylalkoholbestimmungen. Daraus kann man schließen, daß bei höheren Methylalkoholkonzentrationen im Blut verhältnismäßig weniger nach Widmark bestimmt wird als bei niedrigen, daß also größere Methylalkoholmengen auch bei unserer Methodik nicht restlos verbrannt werden.

Wie hoch nun tatsächlich die reduzierende Kraft des Methylalkohols in der Widmarkprobe ist, kann aus unseren chemischen Befunden auch nicht annähernd abgeleitet werden. Wir können nur so viel sagen, daß sie offenbar sehr bedeutend ist und daß sie – wenigstens bei der von uns geübten Methodik – die des Äthylalkohols wahrscheinlich sogar übertrifft. Wahrscheinlich ist auch, daß eine für weit auseinanderliegende Substanzmengen brauchbare Konstante überhaupt nicht gefunden werden kann, weil nämlich bei der gebräuchlichen Methode der träge reagierende Methylalkohol nicht vollständig oxydiert wird. Ob überhaupt für die Praxis brauchbare Gesetzmäßigkeiten zugrunde liegen, könnten nur systematische Analysen mit beweglicher Methodik aufhellen. Eines geht aber sicherlich aus unseren Bestimmungen hervor: *Der Methylalkohol stellt eine bedeutende und für die forensische Praxis wichtige Fehlerquelle in der* Widmark*schen Mikromethode dar.* Die weit verbreitete Anwendung der WIDMARKmethode in den letzten 25 Jahren hat die Brauchbarkeit und den unschätzbaren praktischen Wert dieser einfachen Mikrobestimmung immer nur bestätigt. Der Einfluß verschiedener anderer exogener und endogener Toxine kann ohne weiteres vernachlässigt bzw. leicht ausgeschaltet werden. KANITZ mißt der Wasserstoff-Ionen-Konzentration und dem Estergehalt des Blutes forensische Bedeutung bei. ELBEL hält nur die Acetonämie bei Diabetes und die Äthernarkose für praktisch wichtig. Erstere kann bis zu 0,7, letztere bis zu 1,5% Alkohol vortäuschen. *Als weitere wichtige Fehlerquelle kommt u. E. der Methylalkohol in Betracht.* Während aber die beiden vorgenannten Gifte in der Regel schon durch die Anamnese leicht ermittelt werden können, ist die Anwesenheit von Methylalkohol nur durch eine chemische Analyse festzustellen. Unterbleibt diese Analyse, so kann die WIDMARKuntersuchung zu völlig verkehrten Ergebnissen führen: Denn drei Faktoren addieren sich offenbar, wenn auf Grund eines auf Methylalkohol beruhenden WIDMARKergebnisses der Trunkenheitsgrad beurteilt werden soll: 1. Methylalkohol wirkt weniger berauschend als Äthylalkohol. 2. Methylalkohol verweilt ungleich länger im Blut als Äthylalkohol. 3. Methylalkohol wirkt auf das Bichromat je nach Methodik mehr oder weniger stärker reduzierend als Äthylalkohol. Findet sich z. B. acht Stunden nach einem Unfall 1,0 Promille Alkohol im Blut, so wird jeder Gutachter Trunkenheit zur Zeit des Unfalls annehmen. Dieser Schluß ist aber nicht gerechtfertigt, wenn das Getränk aus Methylalkohol bestanden hat. Der Gutachter wird in diesem Falle mit der üblichen Rückrechnung eine viel zu hohe Menge getrunkenen Alkohols ermitteln. Und umgekehrt, der Einwand eines Untersuchten, das Getränk habe Methylalkohol enthalten, kann auch mit dem Hinweis, daß die schweren toxischen Folgen ausgeblieben sind, nicht mit der in der Rechtsprechung notwendigen Sicherheit entkräftet werden. Dazu ist die Methylalkoholwirkung individuell zu verschieden. Man wird zunächst *auch Methylalkohol-Beimischungen* zum Äthylalkohol von einem gewissen Prozentsatz ab einen störenden Einfluß auf die WIDMARKprobe nicht absprechen können, zumal nach unseren Ergebnissen kleine Methylalkoholmengen relativ stärker reduzieren als große. *Zusammenfassend kann gesagt werden, daß unsere chemischen Untersuchungen einen sehr bedeutenden Einfluß des Methylalkohols auf die WIDMARKsche Probe vermuten lassen. Systematische Untersuchungen zur Abgrenzung dieses Einflusses wären dringend erwünscht.*

Auch an das Problem der Eliminierungsgeschwindigkeit von Methylalkohol, von Äthylalkohol bei gleichzeitiger Methylalkoholaufnahme und von Methylalkohol bei gleichzeitigem Äthylalkoholgenuß wird man erneut herantreten müssen. Man kann heute noch nicht überblicken, ob und wie weit sich die beiden Alkohole in Resorption, Verbrennung und Ausscheidung gegenseitig hemmen. Die bisherigen Arbeiten (POHL, NICLOUX u. PLACET, ASSER, VON FELLENBERG, WIDMARK und BILDSTEN, HAGGARD und GREENBERG) haben lediglich dargetan, daß der Methylalkohol beim Tier etwa 5–10 mal so lange im Körper verweilt als Äthylalkohol. Eine gegenseitige Beeinflussung von Äthylalkohol- und Methylalkoholumsetzung ist nach den Untersuchungen ASSERS und VON FELLENBERGS wahrscheinlich. Eine einfache Übertragung der Ergebnisse des Tierversuches auf den Menschen ist nicht zulässig, zumal wir vom Äthylalkohol her wissen, wie stark die Umsetzungsgeschwindigkeit zwischen den einzelnen Arten schwankt. (Z. B. wird das $\beta$ für den Menschen [Mann] von WIDMARK mit 0,0025, von JUNGMICHEL mit 0,0020 angegeben, während OLOW das $\beta$ beim Kaninchen zwischen 0,0020 und 0,0058 um durchschnittlich 0,0042 schwanken sah.) Versuche mit Methylalkohol am Menschen sind – abgesehen von vereinzelten Berichten (MAGNUS-LEVY, FRANCESCHI, AUTENRIETH) – mit Recht vermieden worden.

WEISSENBURGER vom Krankenhaus Malow bei Berlin hat mehrmals von Leuten, die wegen Methylalkoholvergiftung in Behandlung kamen, Blut und Urin in Abständen gewonnen und uns zur Feststellung des Konzentrationsabfalls übersandt. Bei zwei Männern, die die Vergiftung überlebten, hat PELZ folgende Werte gefunden:

1. S. PAWEL, 40 Jahre: 47 Stunden nach dem Trinken 153 mg-%, nach 51 Stunden 120 mg-%, nach 55 Stunden 16,7 mg-%, nach 60 Stunden 6,6 mg-% Methylalkohol im Blut. Die 70 und 94 Stunden nach dem Trinken abgenommenen Blutproben waren methylalkoholfrei. Der Harn enthielt nach 46 Stunden 154 mg-% Methylalkohol, nach 71 Stunden und später gewonnene Proben waren methylalkoholfrei.

2. S. ARTEMJEF, 43 Jahre alt: 44 Stunden nach dem Trinken 6,5 mg-% Methylalkohol im Blut, 60 Stunden nach dem Trinken und später war das Blut methylalkoholfrei. Im Harn fanden sich 57 Stunden nach dem Trinken 14 mg-% Methylalkohol, 81 Stunden und später war auch der Harn frei von Methylalkohol.

Wir haben ferner die Umsetzungsgeschwindigkeit von Methylalkohol beim Kaninchen mehrmals untersucht und dabei – neben der ungemein langsamen Elimination auch kleiner, zu keinen Krankheitserscheinungen führender Mengen – die Eigentümlichkeit festgestellt, daß 8–14 Stunden nach der Einführung des Giftes durch Magensonde eine temporäre Erhöhung des Methylalkoholspiegels im Blut eintritt. Z. B. kam es nach Eingabe von 3 g Methylalkohol bei einem 4600 g schweren Männchen 13 Stunden nach der Aufnahme zu einer Konzentration von 50 mg-%, während sich der Methylalkoholspiegel in den ersten 10 Stunden um 25 mg-% gehalten hatte. Eine ähnliche temporäre Erhöhung der Konzentrationskurve (4–6 Stunden nach intravenöser Injektion) hat übrigens auch BILDSTEN gefunden. Wir können sie uns vorläufig nicht erklären. (Von einer ausführlichen Wiedergabe dieser nur orientierend gedachten Vorversuche wird hier abgesehen.)

Aus unserer Tabelle 1 geht hervor, daß die WIDMARKwerte des (alkalisch gemachten) *Harnes* ebenso wie die Werte der chemischen Methylalkoholuntersuchung im Harn gewöhnlich höher waren als die des Blutes. Die von Fall zu Fall verschiedene Aufnahme und extrarenale Ausscheidung von Wasser stellt zwar einen nicht kontrollierbaren, die Alkoholkonzentration des Harnes beeinflussenden Faktor dar. Dennoch wird man in den durchschnittlich höheren Harnwerten eine Bestätigung dafür sehen können, daß die meisten Vergifteten erst nach Abschluß der Resorption in der Ausscheidungsperiode verstorben sind.

Auch im *Magen* schaffen orale Aufnahme, Resorption und Sekretion von wäßrigen Flüssigkeiten unübersehbare Verhältnisse. Die von PELZ im Mageninhalt gefundenen Methylalkoholkonzentrationen schwanken ohne deutliche Beziehung zwischen den Blut- und Harnwerten hin und her. Sie liegen aber alle in deren Größenordnung. Die höchste im Magensaft gefundene Konzentration betrug 243 mg % (Fall 81, bei dem sich gleichzeitig auch die größte Harn- und eine der größten Blutkonzentrationen von Methylalkohol fand). Niemals wurde eine Konzentration festgestellt, die auch nur annähernd die des Getränkes erreichte. Das Getränk hatte also zur Zeit des Todes durch Resorption und Erbrechen den Magen wieder verlassen. Der Methylalkoholgehalt des Magensaftes entspricht der in allen Körpergeweben und -flüssigkeiten vorhandenen Größenordnung.

Hierin drückt sich wiederum ein Unterschied gegenüber der tödlichen Äthylalkoholvergiftung aus. Denn bei tödlicher Äthylalkoholvergiftung fand GULDBERG mit der WIDMARKmethode in vier von sieben Fällen Alkoholkonzentrationen im Mageninhalt von höherer Größenordnung als im Blut und Urin, nämlich 1100 bis 4100 mg-%. Bei Äthylalkoholvergiftung kommt es somit häufig schon vor Abschluß der Resorptionsphase zum Tod.

Auch zwischen *Liquor*- und Blutwerten besteht keine konstante Relation. Unsere Ergebnisse sprechen weder für eine besondere Anreicherung des Methylalkohols im Zentralnervensystem noch für einen hemmenden Einfluß der Blut-Liquorschranke. Alkohol und andere Narkotika steigern nach den Untersuchungen von DIXON und HALLIBURTON die Liquorsekretion. Damit würde der bei Methylalkoholvergiftung gewöhnlich zu findende erhöhte Liquordruck gut übereinstimmen. Gleichwohl sind wie bei Schädeltraumen (PASS) und verschiedenen Hirnkrankheiten (SCHALTENBRAND und WÖRDENHOFF) auch bei der Methylalkoholvergiftung Hemmungen der Liquorsekretion und Störungen der Liquorresorption möglich. Aus diesen wechselnden Einflüssen ergeben sich ähnlich wie beim Magensaft die nicht weiter deutbaren Unterschiede zwischen Blut- und Liquorkonzentration. Man kann aus ihnen keineswegs irgendwelche Schlüsse auf die seit dem Trinken verflossene Zeit ziehen[1].

Nach den Experimenten von HARGER und Mitarbeitern, YANT und SCHRENK und VON EGGLETON, stellt sich einige Zeit sowohl nach Äthylalkohol- als auch nach Methylalkoholvergiftung ein konstantes Verhältnis des Alkoholgehaltes der verschiedenen Gewebe und Körperflüssigkeiten ein. Der Alkoholgehalt sei dann proportional dem Wassergehalt der Gewebe bzw. Körperflüssigkeiten. Unsere Ergebnisse lassen sich schwer mit dieser Theorie vereinbaren, auch wenn man unkontrollierbaren postmortalen Vorgängen einen großen Einfluß zubilligt.

Unsere Tabelle zeigt auch, daß es nicht aussichtslos ist, den Methylalkoholnachweis an verfaultem Material zu versuchen. PELZ wies mehrmals in faulen Körperflüssigkeiten Methylalkohol nach, u. a. hat er in dem teerartig veränderten Herzblut der 13 Tage nach dem Tode aufgefundenen, völlig verfaulten Leiche des Andrejef K. (Fall 83) noch 25 mg % Methylalkohol festgestellt. Methylalkohol scheint von Fäulniskeimen weniger schnell abgebaut zu werden als Äthylalkohol[2].

Abschließend sei auf die *Wichtigkeit quantitativer Analysen* hingewiesen. Der qualitative Nachweis von Methylalkohol im Leichenblut genügt für sich allein nicht zur Diagnose einer tödlichen Methylalkoholvergiftung. 1–2% Methylalkohol, bezogen auf den Gesamtalkohol, den beispielsweise der Enzianschnaps oder der Brennspiritus enthalten, können keine akute Methylalkoholvergiftung hervorrufen. Todesfälle nach übermäßigem Genuß solcher Getränke sind im wesentlichen als Äthylalkoholvergiftungen anzusehen, auch wenn im Leichenmaterial Methylalkohol qualitativ nachgewiesen wird (s. Tab. 1, Fall II, III, V, VI, VIII, IX, X, XI). Nach den Erfahrungen PELZS eignet sich das Oxydationsverfahren von DENIGÈS in der Verbesserung von I. M. KOLTHOFF (s. auch EEGRIWE) gut zur Durchführung von Reihenuntersuchungen. Es verbindet mit dem Vorteil eines verhältnismäßig einfachen kolorimetrischen Verfahrens hinlängliche Gewähr für Genauigkeit und Spezifität. Natürlich können sich auch andere Methoden für die Praxis eignen, z. B. die von JANSCH geübte Refraktometrie. Nur wenn der quantitative Methylalkoholnachweis bei gleichzeitiger Durchführung der WIDMARKprobe in größerem

[1] Für die Äthylalkoholvergiftung hat LINCK konstantere Beziehungen ermittelt.

[2] Auch der bei Methylalkoholvergiftung erhöhte Ameisensäuregehalt des Harns ändert sich nach BANNICKE bei Fäulnis nur wenig.

Ausmaß als bisher praktische Anwendung findet, wird man Fehlschlüsse auf Grund des WIDMARKergebnisses vermeiden und den dargelegten Problemen allmählich nähertreten können.

# IV. Wirkungsweise des Methylalkohols.

Eine exakte Lösung der Frage, auf welche Weise der getrunkene Methylalkohol im Körper wirkt, steht bis heute noch aus. Die alte Ansicht, bei Holzgeistvergiftungen müsse die toxische Wirkung im wesentlichen gar nicht dem Methylalkohol, sondern gewissen Verunreinigungen (Fuselölen) zugeschrieben werden (NICLOUX u. PLACET, MAGNUS-LEVY, GRUMME, ROSTEDT), wurde in neuerer Zeit durch viele hundert typische Vergiftungen mit dem praktisch verunreinigungsfreien synthetischen Methanol endgültig widerlegt. Die charakteristische Wirkung wird vom Methylalkohol selbst hervorgerufen, darüber kann heute kein Zweifel mehr bestehen. Es steht aber auch fest, daß das Methylalkoholmolekül als solches ein ganz harmloses Narkotikum ist, das entsprechend der RICHARDSONschen Regel weniger berauscht als das Äthylalkoholmolekül. Seit langem war zwar bekannt, daß der Methylalkohol viel länger im Körper verweilt als der Äthylalkohol, der Propylalkohol (POHL) und wahrscheinlich auch die übrigen Alkohole der homologen Reihe. Gleichwohl konnte eine Erklärung der bemerkenswerten Toxizität lediglich als Kumulationswirkung (C. EGG, LEWIN, SIMON) nicht befriedigen. Eine von anderen Alkoholen so verschiedenartige Wirkung und die charakteristische Latenzzeit führten zu dem Gedanken, daß aus dem an sich harmlosen $CH_3{=}OH$-Molekül im Körper allmählich giftige Abbauprodukte entstehen. Vor allem kamen der Formaldehyd und die Ameisensäure in Betracht. In dem Streit, welche von beiden Oxydationsprodukten die toxische Wirkung hervorruft, neigte man zunächst der Ameisensäure zu (HARNACK, LEO). Die Ameisensäure des Harns ist nach Methylalkoholaufnahme tagelang stark vermehrt (E. MÜLLER). (Das hat KLAUER dazu veranlaßt, die quantitative Ameisensäurebestimmung im Harn zur gerichtsmedizinischen Diagnose der Methylalkoholvergiftung zu benutzen.) Formaldehyd hingegen konnte nach Methylalkoholvergiftung zunächst weder im Harn noch in anderen Körperflüssigkeiten nachgewiesen werden. Im Gegensatz zu den Versuchsergebnissen LEOS und zur Ansicht von SCHMIEDEBERG, von HASKELL, HILEMAN und GARDNER u. a. hält KOCHMANN die Ameisensäure für einen biologisch wenig wirksamen Stoff. Die durch sie bewirkte Acidose allein könne die Giftigkeit nicht erklären[1]. Nachdem schon RABINOWITSCH, BRÜCKNER, ZAMKOWSKY u. a. die Hauptwirkung dem allmählich entstehenden Formaldehyd zugesprochen hatten, konnte KEESER 1931 erstmalig nachweisen, daß in bestimmten Stadien der Methylalkoholvergiftung Formaldehyd im Körper gebildet wird. Infolge der raschen Weiterverwandlung dieses reaktionsfähigen Stoffes war anderen Forschern der Nachweis entgangen. So muß man heute mit FLURY und WIRTH und mit HAILE der Ansicht zuneigen, *daß die spezifische Methylalkoholwirkung auf einer allmählichen Formaldehydentstehung innerhalb des Körpers beruht.*

[1] ROE hingegen kam in neuester Zeit auf Grund sehr eingehender klinischer Beobachtungen wieder zu der Überzeugung, daß einzig und allein die Erniedrigung der Alkalireserve die Vergiftungssymptome hervorrufe.

Eiweißkörper werden durch Formaldehyd gefällt. Darauf beruht die Wirkung der Formalinfixierung, bei der die Aminosäuren durch Methylenierungen in „Methyleneiweißkörper" umgewandelt werden. Die Verschiedenheiten der Vergiftungsbilder nach Formol- und Methylalkoholaufnahme erklären sich dadurch, daß der Formaldehyd von den inneren und äußeren Oberflächen her infolge seiner eiweißfällenden Wirkung gar nicht tiefer einzudringen vermag; Methylalkohol hingegen wird von allen Schleimhäuten mit Leichtigkeit resorbiert, er durchströmt den Körper nahezu gleichmäßig und findet wie der Äthylalkohol auch an der Blut-Liquor- und Blut-Gehirnschranke keinen nennenswerten Widerstand. Er durchdringt alle Zellen und entfaltet zunächst und sofort – wie alle übrigen Narkotica – als unzerlegtes Molekül (Kochmann) eine schwach narkotische Wirkung. Nimmt man nun an, daß er nicht wie Äthylalkohol schnell zu Wasser und Kohlendioxyd (Bernhard), sondern ganz allmählich zu Formaldehyd oxydiert wird, so erklären sich die nach einer Latenzzeit auftretenden spezifischen Erscheinungen: *Allmählich eintretende Methylenierungen der Aminosäuren vergiften die Zellen gleichsam von innen heraus.*

Spatz hat nachgewiesen, daß das allmähliche Sauerwerden des organische Präparate konservierenden Formalins nicht auf Ameisensäurebildung beruht, sondern auf der Bildung von Methyleneiweißkörpern. Diese reagieren sauer, weil die Carboxylgruppe der Aminosäuren durch die Methylenierung der vorher basischen Aminogruppe zur Wirksamkeit gelangt:

$$\begin{array}{ccc} CH_3 & & CH_3 \\ | & & | \\ CH{-}NH_2 + HCHO & \rightarrow & CH{-}N = CH_2 + H_2O \\ | & & | \\ COOH & & COOH \end{array}$$

Aminosäure (Alanin) (alkalisch) → Methyleneiweißkörper (sauer)

Es liegt nahe, zu vermuten, daß auch die bei Methylalkoholvergiftung zu beobachtende Acidose (Rabinowitsch, Roe u. a.) nicht nur auf Bildung von Ameisensäure, Milchsäure usw., sondern zum Teil auch auf Bildung von Methyleneiweißkörpern beruht.

Das Besondere dieses Vergiftungsmechanismus liegt in der Entstehung des Giftes innerhalb der Zellen. Die toxische Substanz wird nicht primär mit dem Blut und Saftstrom an die Gewebe herangetragen, sondern wird, ähnlich einem Stoffwechselprodukt, im Gewebe selbst aus einem an sich harmlosen exogenen Stoff produziert. Vermutlich wird sie in jenen Gewebsarten am leichtesten entstehen können, die die größte Sauerstoffmenge für die Produktion des Giftes zur Verfügung haben: Im strömenden Blut und im unmittelbar angrenzenden reticuloendothelialen System, ferner in den Leberzellen mit ihren besonders starken Oxydations- und Reduktionsvorgängen. (Vielleicht beruht die so oft erwähnte individuelle Verschiedenheit der Toxizität [Franceschi!] auf starken Schwankungen in der Fähigkeit des Organismus, der Oxydation von Methylalkohol zu Formaldehyd innerhalb des Gewebes entgegenzuwirken.)

Man muß sich im klaren sein, daß die reine Form dieses Wirkungsmechanismus nur in jenen Fällen zutrifft, die wir als die „protrahierten" bezeichnet haben, bei denen es erst nach einer deutlich ausgeprägten Latenzzeit zu den schweren Kollapserscheinungen gekommen war. Oft ist aber das Latenzstadium nur wenig oder gar nicht ausgeprägt. Schwere Betrunkenheit geht schon innerhalb der ersten 24 Stunden in Kreislaufversagen und Tod über. In diesen Fällen liegt gewöhnlich ein Mischzustand zwischen Äthyl- und Methylalkoholvergiftung vor.

War die Methylalkoholbeimischung gering und ist der Tod sehr rasch erfolgt, so kann der Methylalkohol keinen wesentlichen Anteil an der Todesursache haben. Es ist aber sehr wohl möglich, daß bei Aufnahme ganz besonders hoher Methylalkoholdosen auch die primäre narkotische Wirkung des Methylalkohols lebensbedrohlich wird.

Die tödliche Äthylalkoholdosis beträgt nach ELBEL 6–8 g/kg Körpergewicht, nach anderen Autoren etwas weniger[1]. Auf Grund der Erfahrungen im Tierversuch dürfte es erheblich größerer Mengen bedürfen, um durch bloßen Methylalkohol einen akuten Narkosetod innerhalb weniger Stunden herbeizuführen, wahrscheinlich etwa 10 g/kg Körpergewicht. – Es ist durchaus möglich, wenn auch sicher selten, daß ½ Liter Methylalkohol oder mehr auf einmal getrunken wird. Die Reizwirkung des Methylalkohols auf die Schleimhäute ist nämlich geringer als die des Äthylalkohols. Methylalkohol wird deshalb öfter unverdünnt getrunken. Nicht selten halten die Opfer der Vergiftung den konzentrierten Methylalkohol für verdünnten Weingeist.

Wir können zwar über einen solchen akuten Narkosetod durch reinen Methylalkohol nicht berichten. Aber bei manchen der ohne deutliche Latenzzeit schon 24 Stunden und weniger nach dem Trinken verstorbenen Personen hat die akut narkotische Wirkung des Methylalkohols (und des möglicherweise gleichzeitig genossenen Äthylalkohols) *gemeinsam* mit der sekundären spezifischen Wirkung der Methylalkoholabbauprodukte den Tod herbeigeführt. Hierbei ist die gefäßerweiternde Wirkung der Alkohole in Betracht zu ziehen, sei es, daß sie auf einer Störung der Kreislaufzentren beruht, sei es, daß sie, wie GENUIT experimentell nachwies, durch einen direkten Einfluß des Alkohols auf das periphere Gefäßsystem zustandekommt. Sie ist von allen Alkoholen der homologen Reihe beim Methylalkohol am geringsten ausgeprägt, könnte daher nur bei Aufnahme sehr großer Mengen eine Rolle spielen. Eher wird gleichzeitig in großen Mengen genossener Äthylalkohol die Gefäße erweitern, die Permeabilität erhöhen und dadurch die allmählich hinzukommende spezifische Wirkung der Methylalkoholabbaustoffe unterstützen. GENUIT fand weiter, daß die Doppelbindungen enthaltenden Amylalkohole (Fuselöl und n-Amylalkohol) ganz besonders gefäßwirksam sind. Minderwertige Schnäpse und Holzgeist enthalten diese Stoffe bekanntlich in Spuren. GENUIT glaubt, daß die Amylalkohole ein leichtes Hirnödem im Sinne der „serösen Entzündung" EPPINGERS hervorrufen und dadurch den „Kater" nach Genuß schlechten Schnapses verschulden.

Es ist daher zu erwarten, daß der ganze Vergiftungsablauf und auch der Leichenbefund um so unspezifischer werden, je mehr von den höheren, *als solche* bereits die Gefäßpermeabilität beeinflussenden Alkoholen mitgetrunken wird. Der Tod tritt dann schon ein, ehe die spezifischen Wirkungen der Methylalkoholabbaustoffe zur vollen Ausprägung gelangen. Der gleichzeitige Genuß von Äthylalkohol wirkt kumulierend und ist deshalb ausgesprochen schädlich. Nach unseren Erfahrungen können für sich allein nicht lebensgefährliche Methyl- und Äthylalkoholmengen, zusammen genossen, leicht den Tod herbeiführen, und zwar tritt dieser Tod ohne Latenzzeit schon am ersten oder zu Beginn des zweiten Tages im Anschluß an lange anhaltende Trunkenheit durch Kreislaufversagen ein[2].

Nach den Feststellungen VON FELLENBERGS und den Tierversuchen ASSERS scheint der Methylalkohol bei gleichzeitiger Aufnahme großer Mengen eines

[1] LINCK (Med. Klinik **450**, 570 (1950)) hat sie unlängst mit nur 2,0—3,5 g/kg Körpergewicht angegeben.

[2] Wir befinden uns hier im Gegensatz zu den Beobachtungen von ROE, der bei gleichzeitig genossenem Äthylalkohol eine Verlängerung der Latenzzeit sah.

höheren Alkohols noch länger als normalerweise schon im Körper zu verweilen. Dadurch dürfte eine geringere Menge als unverbranntes Molekül ausgeschieden und eine größere Menge zu Formaldehyd oxydiert werden. Auch NEIDING und Mitarbeiter sowie PANTALEONI sind der Ansicht, daß gleichzeitig getrunkener Äthylalkohol die Toxizität erhöht. Die Versuchsergebnisse ASSERS lassen allerdings auch eine andere Deutung zu. Jedenfalls können wir die von ROE, ZATMAN u. a. ausgesprochene Ansicht, daß gleichzeitig genossener Äthylalkohol den Verlauf mildere, weil der Äthylalkohol den Methylalkohol von den Körperzellen fernhält bzw. weil Äthylalkohol die Oxydation von Methylalkohol verhindere, aus vielfältigen Erfahrungen in keiner Weise bestätigen.

In der Tatsache der häufigen Mitbeteiligung höherer Alkohole am Vergiftungsbild erblicken wir den Hauptgrund, warum trotz Tausender von sezierten Todesfällen die spezifischen Veränderungen im Zentralnervensystem bis zu diesen Untersuchungen nicht gesehen wurden. Vor der Einführung des synthetischen Methanols dürften reine Methylalkolvergiftungen selten gewesen sein. *Die fast immer vorhandenen Beimischungen von höheren Alkoholen, insbesondere von Äthylalkohol und Fuselölen, schufen unspezifische Organbefunde,* die von der tödlichen Äthylalkoholvergiftung wenig abwichen. Und ob die meist für physiologische Fragestellungen durchgeführten Tierexperimente mit reinem Methylalkohol anatomisch genau untersucht wurden, ist fraglich. Auch kann sich die örtliche Vulnerabilität von Art zu Art stark ändern, wie das Beispiel der Kohlenoxydnekrosen im Pallidum beweist. Immerhin ist die einzige Mitteilung über Striatumnekrosen bei Methylalkoholvergiftung, die wir in der Literatur gefunden haben, eine tierexperimentelle (TOMITA).

Bemerkenswert ist in diesem Zusammenhang eine Mitteilung PHILIPP SCHNEIDERS aus dem Jahre 1933: Ein 48jähriger Mann wurde von einer Lokomotive erfaßt und zur Seite geschleudert. Er erlitt einen Schädelbruch und starb 45 Stunden nach dem Unfall. Bei der Sektion fanden sich symmetrische Erweichungen der rückwärtigen Putamenabschnitte. SCHNEIDER deutet die Veränderungen traumatisch und weist auf ihre außerordentliche Seltenheit hin. Man wird sich heute fragen müssen, ob nicht eine Methylalkoholvergiftung vorgelegen hat, zumal am Leichengehirn ein Alkoholgeruch festgestellt werden konnte.

# V. Zur Pathogenese.

Das klinische und anatomische Gesamtbild der protrahierten Methylalkoholvergiftung wird man als eine Permeabilitätsstörung im Sinne EPPINGERS deuten können[1]. Typisch ist der Kreislaufkollaps am zweiten Tag nach der Giftaufnahme. Kühle Extremitäten, schlechte Füllung der Venen, Untertemperaturen und relative Erhöhung der Erythrocytenzahlen zeigen eine Schädigung des peripheren Kreislaufs an, hinter der das Erlahmen des Herzens zurücktritt. Die an unseren Präparaten gesehene ödematöse Auflockerung der Gefäßwände und Bindesubstanzen ist der Ausdruck einer erhöhten Durchlässigkeit der Endothelien. In klinischer wie anatomischer Hinsicht nähert sich das Bild der protrahierten

[1] Der Mechanismus der „serösen Entzündung“ durch Allylformiatvergiftung beruht, wie FLECKENSTEIN gezeigt hat, nicht auf einem physikalischen Angriff des Giftes auf die Permeabilität, sondern auf einer fermentativen Hemmung der Zellatmung. Auch bei der Methylalkoholvergiftung sehen wir in der serösen Exsudation den *Ausdruck einer gestörten Funktion, nicht deren Anlaß.*

Methylalkoholvergiftung sehr jenen Schockzuständen, die EPPINGER und seine Schule durch experimentelle Zufuhr von Histamin, Allylamin und Allylformiat hervorgerufen haben.

Aber es wäre falsch, die primäre Störung lediglich in den Capillarendothelien zu suchen.

Man hat EPPINGER den Vorwurf gemacht, er sehe die von ihm bearbeiteten gastrointestinalen Störungen und alimentären Intoxikationen etwas zu einseitig als reine Durchlässigkeitsstörungen der Gefäßendothelien. Die Noxe sollte die Gefäßendothelien in ihrer Schrankenfunktion schädigen, wodurch es zur „Albuminurie ins Gewebe" komme. Das in die Gewebsspalten ausgetretene Blutplasma „vergiftet" infolge seiner ganz andersartigen Zusammensetzung (hoher Natrium- und Chlor-, geringer Kalium- und Phosphorsäuregehalt) gleichsam die Parenchymzellen. Durch Verminderung der umlaufenden Flüssigkeitsmenge kommt es zum lebensbedrohlichen Kollaps. Hierzu ist zu sagen, daß EPPINGER unter seiner Permeabilitätsstörung nicht nur Durchlässigkeitsveränderungen der Endothelien, sondern auch der Zellmembranen versteht. Es handele sich beim Allylformiatschock nicht nur um eine Permeabilitätsstörung der Capillarwand, sondern auch der Zellwand, schrieb E. 1940. Dadurch würden die zur Aufrechterhaltung des Lebens notwendigen Potentialdifferenzen zwischen Blut und Gewebe geschwächt. Die gesunde Zelle vermöge entgegen den Bestrebungen von Osmose und Diffusion gewisse Salze durchzulassen und andere wieder abzustoßen (= „biologische" oder „gerichtete Permeabilität"). „Wird aber die Zelle krank, dann verliert sie diese Eigenschaft und degeneriert gleichsam zu einem Würfel, dessen Wände jetzt nur mehr aus semipermeablen Membranen bestehen . . . Wir kennen also Gifte, die das Gefüge der Capillarmembranen lockern, außerdem aber auf die gerichtete Permeabilität der Zellen einen deletären Einfluß ausüben. Ungefähr gleichzeitig mit den ersten Zeichen einer Durchlässigkeitssteigerung der Capillarwand kann man auch ein Nachlassen der Potentialdifferenz zwischen Gewebe und Blut und damit ein Nachlassen der gerichteten Permeabilität beobachten. Hat eine völlige Angleichung stattgefunden, dann ist die Zelle tot."

In dieser Formulierung paßt die protrahierte Methylalkoholvergiftung gut in die Reihe EPPINGERscher Permeabilitätsstörungen. Man muß annehmen, daß der überall im Körper – je nach der örtlichen Sauerstofflage mehr oder weniger reichlich – sich bildende Formaldehyd durch Methylenierung der Aminosäuren die Zellen je nach Empfindlichkeit in ihrer Gesamtfunktion schädigt. Auf diese Weise büßen die Gefäßendothelien ihre Schrankenfunktion ein und kommt es zum peripheren Kollaps. Auf diese Weise entstehen auch die übrigen charakteristischen Schäden.

EPPINGER hat uns die weitgehende Ähnlichkeit der histologischen Veränderungen mit denen des künstlichen protoplasmatischen Kollaps beim Tier bestätigt, als wir ihm 1944 Leber- und Herzpräparate von Methylalkoholvergifteten vorlegten. Er schrieb uns, auch auf Grund klinischer Erfahrungen seines Assistenten BEIGLBÖCK, sei nicht daran zu zweifeln, daß es sich bei der Methylalkoholvergiftung um eine „seröse Exsudation" handle. (In der 1940 erschienenen Abhandlung betont EPPINGER, daß er den Streit, ob der Name seröse „*Entzündung*" zu Recht oder Unrecht besteht, dem Morphologen überlassen möchte.) – Capillarmobilisation, Auflockerung und Dissoziation der Leberzellen sahen wir meistens im Zentrum der Leberläppchen stärker ausgeprägt als in den periportalen Feldern. In dieser Hinsicht gleicht das Leberbild der Methylalkoholvergiftung mehr der akuten Histamin- und Pyrrolvergiftung als der Allylformiatvergiftung. Unser häufiger Befund einer außergewöhnlich hochgradigen Gallenblasenfüllung ist wohl mit der allgemeinen Vermehrung der Gewebsflüssigkeit in Zusammenhang zu bringen. Vielleicht spielt auch bei der Methylalkoholvergiftung ein Ödem des Gallenblasenbettes eine Rolle (EPPINGER beschreibt es als typischen Befund bei akuter Allylformiatvergiftung) und verursacht an den Gallenwegen eine gewisse Abflußbehinderung. (PETRI bezieht den zuweilen auftretenden Ikterus auf eine starke Schleimhautanschwellung in der Papillengegend.) – Fügt man zu diesen Leichenbefunden die charakteristischen klinischen Erscheinungen am zweiten Tag nach der Vergiftung mit ihren heftigen Oberbauchschmerzen und dem oft hinzutretenden Subikterus, so kann kaum ein Zweifel darüber bestehen, *daß bei der protrahierten Methylalkoholvergiftung ein schwerer pathologischer Prozeß in der Leber abläuft. Es handelt sich im wesentlichen um ein peripheres Kreislaufversagen infolge einer Permeabilitätsstörung der Capillarendothelien, die sich an der Leber im Sinne einer „serösen Entzündung" am stärksten auswirkt.*

# VI. Neuralpathologie.

Hier muß kurz auch auf jene neuen Ideen eingegangen werden, die als „Relationspathologie" oder „Neuralpathologie" das Nervensystem zum Zentrum aller pathologischen Betrachtungen machen. Das Beispiel der Methylalkoholvergiftung – sofern man den im IV. Kapitel dargelegten und auf Grund aller Erfahrungen wahrscheinlichsten Wirkungsmechanismus zugrunde legt – zeigt nämlich besonders deutlich, daß diese allzu einseitigen Auffassungen von den Lebensvorgängen der vielseitigen Wirklichkeit nicht gerecht werden können.

RICKER kam auf Grund seiner Versuche zu dem Schluß, daß die Blutstrombahn in Weite, Stromgeschwindigkeit und Wanddurchlässigkeit von einem umfassenden Nervensystem gesteuert sein muß. Diese Hypothese ist in der Folgezeit durch die anatomische Forschung glänzend bestätigt worden (STÖHR jun., PENFIELD u. a.). Heute ist die mehr oder weniger große Bedeutung der Strombahnnerven für alle pathologischen Vorgänge unumstritten. Die Relationspathologie RICKERS verficht aber darüber hinaus die These, daß bei jedem physiologischen und pathologischen Geschehen die nervale Regulation der Strombahn „*allen anderen Vorgängen zeitlich vorausgehe und kausal vorgeschaltet" sei* (KALBFLEISCH). Sie setzt sich zur Cellularpathologie VIRCHOWS in schroffen Gegensatz – auch sofern diese, wie bei RÖSSLE, die hohe Bedeutung der nervösen Zusammenhänge und die Unselbständigkeit der Zellen betont – und behauptet, daß jede exogene und endogene Noxe ausnahmslos zunächst einmal das Nervensystem reizt. Atrophie, Hypertrophie, Entzündung, ja auch das Geschwulstwachstum seien nur die Folge dieser Reizung. Das gelte natürlich auch für alle Intoxikationen.

Es würde hier zu weit führen, auf RICKERS Theorien näher einzugehen. Sie sind biologisch oft recht unwahrscheinlich, bei der tatsächlichen Allgegenwart des autonomen Nervensystems aber auch wieder schwer widerlegbar. Zweifellos sind sie, wie die moderne Neuralpathologie (SPERANSKY) überhaupt, geeignet, der gesamten Biologie und insbesondere der menschlichen Krankheitslehre starke befruchtende Impulse zu erteilen. Ihre Gefahren liegen darin, daß die Ausschließlichkeit der behaupteten Kausalgesetzlichkeit allzu kategorisch betont wird. DÖRING, ein Schüler RICKERS, macht nun eine Einschränkung, die imstande ist, der ganzen Richtung den starren Totalitätsanspruch zu nehmen. Er schreibt nämlich:

„Die Relationspathologie hat an zahlreichen Versuchen ermittelt, daß jeder exogene und endogene Einfluß – *von unmittelbar zerstörenden Einwirkungen abgesehen*[1] – zunächst einen Vorgang im Nervensystem hervorruft, dem solche an der Blutbahn und am Gewebe in gesetzmäßiger Reihe folgen."

In der Tat, wenn man von allen unmittelbaren Schädigungen absieht, kann man das Nervensystem als notwendiges Glied zwischen Schädlichkeit und Schädi-

---

[1] Vom Ref. gesperrt.

gung ansehen. Es handelt sich dann nur darum, im Einzelfall zu entscheiden, ob die Schädigung durch „unmittelbar zerstörende Einwirkungen" erfolgt ist oder ob zunächst das Nervensystem gereizt wurde. Die Methylalkoholvergiftung erscheint uns als ein besonders geeignetes Beispiel, diese Frage zu beleuchten.

Wir glauben, wahrscheinlich gemacht zu haben, daß man bei Methylalkoholvergiftung zwei Wirkungen unterscheiden muß: 1. die sofort eintretende leicht narkotische Wirkung des Alkoholmoleküls, wie sie auch anderen Alkoholen eigentümlich ist, 2. eine nach einer Latenzzeit hinzukommende Wirkung von Formaldehyd, der im Körper aus Methylalkohol entsteht. Bei der Alkoholwirkung sind die Anschauungen der Relationspathologie nicht zu widerlegen: Eine Reizung der Gefäßnerven führe zur peripheren Gefäßerweiterung, führe im Zentralnervensystem zunächst zur Erregung, dann zur Lähmung verschiedener Lebensvorgänge. Treten Gewebsschädigungen auf, so brauchen diese nicht direkt durch das Narkoticum, sondern sie können auch auf dem Wege Gefäßnerven-Strombahnänderung-Ernährungsstörung (Hypoxydose) entstanden sein. Wie aber steht es mit der sekundären, spezifischen Wirkung der Methylalkoholvergiftung? Das wirksame Agens, der Formaldehyd, entsteht auch außerhalb der Blutbahn, innerhalb der Zellen aller Organe, überall dort, wo Methylalkohol hingelangt und einem langsamen Oxydationsprozeß unterworfen ist. Der Formaldehyd reagiert unmittelbar mit den Eiweißstoffen der Gewebe und schädigt deren Leistung. Offenbar ohne primäre Beteiligung des Nervensystems werden die Capillarendothelien, die Leberzellen, die Ganglienzellen der Retina usw. funktionsuntüchtig. Das Beispiel der Methylalkoholvergiftung zwingt dazu, anzuerkennen, *daß es neben den (im Sinne der Relationspathologie) auf dem Wege der Gefäßnervenreizung wirkenden Schädlichkeiten Stoffe gibt, die direkt mit den Eiweißkörpern, Lipoiden usw. der lebenden Substanz reagieren, deren Lebensfunktionen ändern, stören und aufheben, kurz ein pathologisches Geschehen auslösen.* Unter den „unmittelbar zerstörenden Einwirkungen (DÖRING)" darf man also nicht bloß grob mechanische Einwirkungen erblicken. Viele exogene und besonders endogene Noxen wirken unmittelbar auf die Gewebe, und *die Reaktionen des Gefäßnervensystems sind sekundärer Natur.* (So bedarf es offenbar des Hinweises auf die Lebensvorgänge in der nervenlosen Gewebskultur (G. HERZOG), in den Pflanzen und dem ebenfalls nervenlosen Dotterblatt des Hühnerembryos (F. LANGE) nicht, um darzulegen, daß es auch „aneurische" Lebensvorgänge gibt.)

Umgekehrt sind gerade mechanische Einwirkungen vielfach nicht als „unmittelbar zerstörende Einflüsse" aufzufassen. Lange vor RICKER (1919) und der Entdeckung der Gefäßnerven im Gehirn durch PENFIELD (1931) hat FRIEDMANN (1892) den Begriff des posttraumatischen vasomotorischen Symptomenkomplexes geschaffen und die Ursache der postkommotionellen Beschwerden in einer Störung der Gefäßnerven erblickt. (Siehe auch bei A. JACOB.)

## VII. Gibt es eine chronische Methylalkoholschädigung?

Experimentell gesicherte Erfahrungen über die Auswirkung oft wiederholter, nicht tödlicher Methylalkohol-Gaben auf den Organismus liegen bisher nicht vor. Im folgenden wird der Versuch unternommen, die Pathogenese der Lebercirrhose und der Amblyopie der gewohnheitsmäßigen Schnapstrinker unter dem Gesichtswinkel einer chronischen Methylalkoholeinwirkung zu betrachten. Hierzu geben neben unseren eigenen Befunden an der Leber im Zusammenhang mit den von

EPPINGER und seiner Schule unternommenen Experimenten vor allem Literaturangaben über das Vorkommen von Methylalkohol in manchen gebräuchlichen Spirituosen und über die geographische Verbreitung der Lebercirrhose Anlaß.

Nach RÖSSLE ist die „seröse Entzündung" der Leber das erste Stadium der LAENNECschen Cirrhose. EPPINGER und Mitarbeiter stellten ausgedehnte Versuche zur Erzeugung von Lebercirrhosen mit spezifischen Capillargiften an. Im Verlauf dieser Untersuchungen schien es zunächst, als ob die typische Cirrhose nur dann durch chronische Zufuhr von Allylamin oder Allylformiat zu erzeugen war, wenn den Versuchstieren gleichzeitig Infektionen beigebracht wurden (EPPINGER 1935). 1937 spricht dann aber EPPINGER schon davon, daß es bei entsprechender Geduld und Vorsicht in fast 100% der Versuche gelingt, beim Hund allein mit Allylformiat und Allylamin eine schwere Leberveränderung zu erzeugen, die der menschlichen Cirrhose sehr nahe steht. 1940 endlich teilten ALBRICH und BEIGLBÖCK mit, daß sie bei weißen Ratten und Meerschweinchen experimentelle Cirrhosen *allein durch das Allylformiat, ohne Zufuhr von Bakterien*, erzeugen konnten. (Die Tiere hatten durch 10–14 Tage solche Allylformiatdosen erhalten, daß sie jedesmal einen schweren Kollaps erlitten, bei Ratten zwischen 20 und 25 mg Allylformiat.) „Makroskopisch zeigten diese Lebern manchmal schon deutliche Einschnürungen in der verkleinerten Leber bei bräunlich-grünlicher Farbe. Die Kapsel der Leber wie der Milz stark verdickt, mikroskopisch eindrucksvolle Bilder der experimentellen Cirrhose nach EPPINGER, die weitgehend der menschlichen Cirrhose ähnlich sind. In den periportalen Feldern Bindegewebsvermehrung, inerhalb dieser deutliche Gallengangssprossungen, deutliche lymphozytäre Reaktionen in diesen Gebieten. Auch hier überall Zeichen der serösen Entzündung." Diese Bilder waren, wie mir aus persönlicher Mitteilung bekannt ist, ziemlich regelmäßig zu erzeugen. *Es steht heute fest, daß die Lebercirrhose auf chronische Gaben von Capillargiften viel leichter entsteht, als bei chronischer Äthylalkoholzufuhr. Bestimmte Infektionen wirken begünstigend, sind aber zur Erzeugung der Cirrhose nicht unbedingt nötig.*

Seit Jahrhunderten weiß man, daß Alkoholismus zur Lebercirrhose führen kann. Nach BEIGLBÖCK sind 50% der männlichen und 20% der weiblichen Cirrhosekranken Alkoholiker. Andere Autoren schätzen den Anteil der Alkoholiker noch höher ein (siehe bei RÖSSLE). Die Tatsache, daß auch andere Noxen diese eigenartige chronische Entzündung hervorrufen können, darf über die zentrale Bedeutung des Alkoholismus nicht hinwegtäuschen. Die Ergebnisse der experimentellen Forschung stehen hierzu in einem noch immer ungeklärten Mißverhältnis. Versuche, mit Alkohol oder Schnaps beim Tier Cirrhose zu erzeugen, wurden seit der Mitte des vorigen Jahrhunderts in großer Zahl durchgeführt (siehe bei SALTYKOW, RÖSSLE, PETRI). Das Ergebnis ist unbefriedigend. Den wenigen positiven steht ein Vielfaches von negativen Befunden gegenüber, so daß der Schluß, bei den positiven handle es sich um die Folge von Nebenschädigungen, berechtigt erscheint. Die Qualität des genossenen Alkohols spielt eine große Rolle. Es gibt mehr arme als reiche Cirrhotiker (RÖSSLE), weil die Armen mehr minderwertige, allerlei Verunreinigungen enthaltende Schnäpse trinken. Man hat deshalb auch minderwertigen Schnaps und Gemische mit Amylalkohol und anderen höheren Alkoholen zu den Tierversuchen herangezogen. Der Methylalkohol findet sich merkwürdigerweise sehr selten unter den Versuchsmitteln, nämlich nur in einigen älteren Arbeiten (siehe bei SALTYKOW und bei LISSAUER). RÖSSLE erwähnt ihn überhaupt nicht. Bei Verwendung von Gemischen hat man im allgemeinen mehr Veränderungen in Richtung der Cirrhose gesehen als von reinem Äthylalkohol.

Die charakteristische Leberveränderung bei chronischer Äthylalkoholintoxikation ist nicht die Cirrhose, sondern die vergrößerte Fettleber. Die Cirrhotiker bilden nur einen kleinen Prozentsatz der chronischen Alkoholiker. Die überwiegende Mehrzahl bekommt eine Fettleber, die nur sehr selten in Cirrhose übergeht. Auch in den Tierversuchen hat man durch chronische Äthylalkoholzufuhr ungleich öfter eine Fettleber erzeugt als eine Cirrhose (siehe bei AFANASSIJEW, LUBARSCH, RÖSSLE, PETRI u. a.). Vorwiegend am Kaninchen gelang es gelegentlich, durch chronische Äthylalkoholdarreichung cirrhoseähnliche Bilder hervorzurufen, nicht dagegen am Hund (AFANASSIJEW). Nun hat aber OPHUELS beim Kaninchen das häufige Vorkommen von Spontanhepatitiden nachgewiesen, so daß EPPINGER und seine Schule im Kaninchen kein geeignetes Versuchstier mehr sehen.

Bestimmte Spirituosen enthalten nun Methylalkohol. Eine Literaturdurchsicht ergab in dieser Hinsicht folgendes:

Tabelle 3.

| Getränk | Methylalkohol in Vol. % bezogen auf den Gesamtalkohol | Autor |
|---|---|---|
| Bestimmte Tresterbranntweine | 0,25 | Trillat (1899) |
| Schnaps aus schwarzen Johannisbeeren | ca. 2,0 | Wolff (1900) |
| Schweizer Kirschwasser 50 Vol. %ig | 0,6 | v. Fellenberg (1913) (Z. Büttner) |
| Schweizer Weintresterbranntwein | 1,2-1,3 | |
| Schweizer Obsttresterbranntwein, vorwiegend Birnen | 1,3-2,3 | |
| Schweizer Obsttresterbranntwein, vorwiegend Äpfel | 1,9-4,2 | |
| Schweizer Enzianbranntwein 47 %ig | 2,8 | |
| „Sulfit-Äthyl-Alkohol", in den nordischen Ländern zu Genußzwecken ztw. verwendet | bis zu 2,0 | Pohl (1922) |
| Deutscher Tresterbranntwein aus Süddeutschland und dem Rheinland | 0,6-1,8 | Reif (1927) |
| Kirschwasser (Schweiz) | 0,6 | Zimmermann u. Malsch (1937) |
| Zwetschgenbranntwein (Schweiz) | teilweise 1,2 | |
| Weindestillate und Obstbranntweine | 0,1-0,35 | Büttner (1938) |
| Brennspiritus | bis zu 1,0 | |
| Auf den Trestern vergorene Weine | 0,17-0,44 | E. Vogt (1938) |
| Trester-Branntweine | ca. 1,0-2,0 | |
| Kirschwasser (45 Vol. %ig) | 0,6 und mehr | Mohler u. Hämmerle (1939) |
| Weiße und rote Hybridenweine | bis zu 0,83 | Coltescu et. al (1941) |
| Kornbranntwein | Spuren | Ebach (1944) |
| Kartoffelspiritus | 0,1-0,2 | |

| Getränk | Methylalkohol in g, bezogen auf 1 l Getränk | Autor |
|---|---|---|
| Gewöhnlicher Weinbrand | unter 1 g | Flanzy (1934) |
| Weinbrand geringerer Güte | „ 1 g | |
| Gewöhnlicher Tresterbranntwein | 2-4 g | |
| Cognac-Weindestillat | 0,3-0,8 g | |
| Armagnac-Weindestillat | 0,5-0,8 g | |
| Kirschen-, Pflaumen- und Zwetschgenbranntwein | 1,2-1,6 g | |
| Apfelbranntwein | 0,3-1,6 g | |
| Birnenbranntwein | 0,66-0,75 g | |
| Branntwein aus Apfeltrestern | 5,9-6,30 g | |

Im wesentlichen enthalten also die aus Obst- und Weintrestern hergestellten Destillate und der Enzianschnaps reichlicher Methylalkohol, nämlich um 2%, bezogen auf den Gesamtalkohol, die Edelbranntweine, der Korn- und der Kartoffelsprit dagegen nur Spuren. Brennspiritus kann nach der heutigen Vergällungsvorschrift der deutschen Monopolverwaltung (BÜTTNER) höchstens 1% Methylalkohol enthalten.

Der Methylalkohol in Weinen, die auf den Trestern (den festen Bestandteilen der Trauben und Früchte) vergoren wurden, stammt aus dem Pektin (dem Methylester der Pektinsäure), einer Hemicellulose, die bei der Gärung durch die Einwirkung von Pektase Methylalkohol abgespaltet. Durch sorgfältige Destillation läßt sich nur ein Teil des Methylalkohols wieder entfernen. Darauf hat das deutsche Gesetz vom 14. 6. 1912 (RGBl., S. 378-387) in seinem § 21 Rücksicht genommen, welcher besagt, daß Trinkbranntweine, in denen sich technisch nicht vermeidbare geringe Mengen an Methylalkohol aus darin enthaltenen Methylverbindungen gebildet haben oder durch andere mit der Herstellung verbundene natürliche Vorgänge entstanden sind, nicht dem Herstellungsverbot unterliegen. Das Branntweinmonopolgesetz vom 8. 4. 1922 (RGBl. I, S. 405-438) hat diese Formulierung in seinem § 115 übernommen. Als geringe Mengen im Sinne des Gesetzes sind nach BÜTTNER bei Obsttrester- und Enzianbranntweinen Methylalkoholgehalte von etwa 2,0% anzusehen. Geringe Überschreitungen dieser Grenze werden zweckmäßig durch Verwarnungen der Hersteller unterbunden. Erst jeder wesentlich höhere Gehalt an Methylalkohol als 2% des Gesamtalkohols verstößt gegen § 115 BMG und ist als gesundheitsschädlich zu beanstanden[1].

Zweifellos kann ein Gehalt von 2% Methylalkohol im Branntwein keine akute Methylalkoholvergiftung herbeiführen. Deshalb gibt es auch keine akute Methylalkoholvergiftung durch Brennspiritus. Aber ob bei dauerndem reichlichen Genuß solcher Getränke nicht gewisse chronische Schäden auftreten können, die bei Aufnahme reinen Äthylalkohols nicht zu befürchten sind, wäre angesichts der oben dargelegten Befunde bei der akuten Methylalkoholvergiftung doch einer Überprüfung wert.

Innerhalb des deutschen Sprachgebietes sind die Tresterbranntweine – soviel uns bekannt – besonders in Südwestdeutschland, in der Schweiz und in Tirol beliebt. Sie bilden dort das Gros der in den Kneipen ausgeschänkten billigen Schnäpse und werden auch sehr häufig zu Likören verarbeitet. Im Norden Deutschlands sind die Tresterbranntweine weniger gebräuchlich. Man hält sich hier vorwiegend an Korn- und Kartoffeldestillate, die praktisch methylalkoholfrei sind. Nun ist auffällig, daß sich die Trinkercirrhosen gerade im Südwesten Deutschlands und in der Schweiz häufen. ASKANAZY war schon immer die ungewöhnliche Häufigkeit der Lebercirrhose in Genf aufgefallen. Hingegen hat LUBARSCH in Posen die Leichen zahlreicher Schnapstrinker seziert, ohne bei ihnen jemals einer Cirrhose zu begegnen. Hermann MÜLLER hat die Häufigkeit der Cirrhose im Südwesten und ihre Seltenheit im Nordosten erst neulich wieder betont. Er spricht davon, daß in dem Dreieck München-Basel-Düsseldorf Cirrhosen häufig, in dem Dreieck Hamburg-Memel-Krakau dagegen selten wären. Dies ist um so auffälliger, als der Gesamtkonsum an konzentrierten geistigen Getränken im Nordosten bestimmt viel höher ist als im Südwesten.

Versuche, die Cirrhosen aus einem geringen Kupfergehalt des Weines und seiner Destillate zu erklären (MALLORY, ASKANAZY, SCHÖNHEIMER und OSHIMA), haben fehlgeschlagen. LUBARSCH fand nach eingehenden Experimenten, daß die Trinkercirrhose nicht als chronische Kupferintoxikation erklärt werden kann.

Die allgemeine Ergebnislosigkeit der ätiologischen Forschung hinsichtlich der Trinkercirrhosen und die Tatsache, daß in Gegenden mit häufigen Cirrhosen konzentrierte Spirituosen oft nicht unbeträchtliche Methylalkoholmengen ent-

[1] In der Schweiz beträgt die zulässige Höchstgrenze 1,5% M.A. (v. FELLENBERG 1937).

halten, *machen den Versuch berechtigt – zunächst als Arbeitshypothese –, einen Zusammenhang zwischen Methylalkohol und Lebercirrhose zu vermuten.* Vor allem der Leberbefund bei der akuten Methylalkoholvergiftung berechtigt uns hierzu. Die immer wieder gesehene „seröse Entzündung" der Leber könnte bei häufiger Wiederholung im Laufe von Jahren, evtl. im Verein mit anderen Ursachen, einen der chronischen Allylformiatvergiftung EPPINGERS analogen Prozeß in Gang bringen. Die uns vorliegenden chemischen Getränkeanalysen sind natürlich zu spärlich, um mehr als eine Vermutung aussprechen zu können. Der Verbreitung der Tresterbranntweine müßte eingehender nachgegangen werden. Und vor allem müßten die von Cirrhosekranken bevorzugten Getränke auf ihren Methylalkoholgehalt untersucht werden. Die individuelle Resistenz dürfte – wie schon bei der akuten Methylalkoholvergiftung – auch bei chronischer Einwirkung eine bedeutende Rolle spielen, so daß möglicherweise nur ein Teil der Menschen, die lange Zeit methylalkoholhaltige Getränke aufnahmen, an Cirrhose erkrankten.

Die im Pflanzenreich weit verbreiteten Pektine enthalten nach GAERTNER 5%, nach NEUBERT und v. OTTENSTEIN bis zu 11% Methylalkohol. Methylalkohol spaltet sich aber außerhalb der alkoholischen Gärung nur in Spuren von jenen ab. v. FELLENBERG wies Spuren von Pektin- und Lignin-Methylalkohol in allen Früchten und Gemüsen nach. FLANZY stellte in verschiedenen grünen Blättern einen Methylalkoholgehalt von 126,6–717,4 mg-% fest. JANSCH fand sehr geringe Mengen im normalen menschlichen Harn und Kot bei gemischter Kost. Über weiteres natürliches Vorkommen von Methylalkohol siehe bei PRAGER und JACOBSON und bei RICHTER. Bei der alkoholischen Gärung bildet er sich in geringen Mengen auch aus Glykokoll (EHRLICH) und aus Glukose (BOORSMA u. a.). Schließlich enthält auch der Tabak Pektin. Nach NEUBERG und OTTENSTEIN nimmt der Gehalt an esterförmig gebundenem Methylalkohol während der Fermentation bei Zigarrentabaken von durchschnittlich 9‰ auf 1‰, bei Zigarettentabaken auf durchschnittlich 5–7‰ ab. Bei den Pfeifentabaken liegt der Methylalkoholgehalt zwischen den beiden anderen Sorten. Geringe Mengen von Methylalkohol treten in den Tabakrauch über und werden größtenteils resorbiert, und zwar beim Rauchen von 20 Zigaretten etwa 40 mg, beim Rauchen von 10 Zigarren etwa 42 mg Methylalkohol.

Angesichts dieses vielfältigen Vorkommens von Methylalkohol in allen pflanzlichen Stoffen könnte sich der Einwand erheben, daß die Lebercirrhose viel häufiger sein müßte, wenn der Methylalkohol mit ihr etwas zu tun hätte. Hierzu ist zu sagen, daß der Methylalkohol aus Obst und Gemüsen, aber auch beim Tabakgenuß immer nur in Spuren, nämlich in wenigen Milligramm, in den Körper gelangen kann. Bei chronischem Trinken von Tresterbranntweinen und Enzianschnaps jedoch können ohne weiteres Mengen in der Größenordnung von Grammen täglich aufgenommen werden. Hierzu kommt aber noch folgendes: Wir haben aus unseren Fällen den Schluß gezogen, daß die gleichzeitige Aufnahme von Äthylalkohol die Toxizität erhöht, weil die gefäßerweiternde Wirkung des Äthylalkohols mit der toxischen Wirkung der Methylalkoholabbauprodukte zusammentrifft, vielleicht auch, weil der Äthylalkohol die Ausscheidung des Methylalkohols verzögert und dadurch ein größerer Prozentsatz von Methylalkohol innerhalb der Gewebe in Formaldehyd übergeht. Bei Annahme dieser kumulativen Wirkung gleichzeitig genossener großer Äthylalkoholmengen erscheint es keineswegs unwahrscheinlich, *daß einige Gramm Methylalkohol in Form von Tresterbranntwein, täglich genossen, einen wesentlichen Faktor zur Erzeugung eines chronischen Leberschadens darstellen können.*

Hier ist noch einer anderen chronischen Schädigung zu gedenken, die bisher ebenfalls als Äthylalkoholwirkung angesehen wurde, nämlich die *Amblyopie* der gewohnheitsmäßigen Trinker.

Für die akute Methylalkoholamblyopie ist das zentrale Skotom charakteristisch (BIRCH-HIRSCHFELD, ROSTEDT, RÖNNE, SATTLER u. a.). Es setzt sich in schweren Fällen bis zur Peripherie fort, so daß nur partielle periphere Gesichtsfeldreste bestehen bleiben. (Im Gegensatz hierzu greifen z. B. das Atoxyl und die Tabes zunächst das periphere Sehen an.) Die anatomischen Untersuchungen BIRCH-HIRSCHFELDS am Sehorgan seiner Versuchstiere ergaben, daß erkrankte Ganglienzellen neben gesunden über die ganze Netzhaut verstreut waren. Am Sehnerv fand er - die Tiere waren wenige Tage nach der Giftaufnahme gestorben oder getötet worden - meist keine Veränderungen. Nur bei einem Kaninchen konnte er am 14. Tage nach der Vergiftung eine beginnende Atrophie eines temporalen Querschnittkeiles mittels der MARCHIfärbung nachweisen. Tiere, die die Erblindung längere Zeit überlebt haben, sind offenbar nicht untersucht worden. Die Diskrepanz zwischen dem klinischen Bild beim Menschen und den eigenen am tierischen und von PICK und BIELSCHOWSKY am menschlichen Auge bei akuter Methylalkoholvergiftung erhobenen anatomischen Befunden erklärt BIRCH-HIRSCHFELD durch eine Affinität des Giftes zu den Netzhautzapfen. Augen von Menschen, die nach akuter Methylalkoholvergiftung erblindeten, aber an der Vergiftung nicht gestorben sind, wurden, soweit uns bekannt ist, noch nicht untersucht.

Hingegen gibt es eingehende Untersuchungen bei der sog. Äthylalkohol- und Nicotin-Amblyopie des Menschen. Es handelt sich um eine Degeneration, die allein oder überwiegend das papillomaculäre Bündel betrifft, eines Bezirkes also, der unmittelbar hinter dem Augapfel in einem temporalen keilförmigen Querschnittsbezirk liegt, um weiter rückwärts dann in die Sehnervenmitte zu rücken. In der Fovea ist die Ganglienzellschicht durch Ausfälle von Zellen verdünnt (BIRCH-HIRSCHFELD 1902, ABELSDORFF, SATTLER). Ebenso wie BIRCH-HIRSCHFELD für die akute Methylalkoholvergiftung, so nimmt auch ABELSDORFF für die chronische Alkohol-(Nicotin-)Amblyopie auf Grund klinischer und anatomischer Überlegungen an, daß bei der Sehnervenerkrankung neben der sekundären Atrophie infolge des Ganglienzelluntergangs der Sehnerv auch direkt und unabhängig von der Netzhauterkrankung durch das Gift geschädigt wird.

BIRCH-HIRSCHFELD hat schon 1901 auf die große Ähnlichkeit der Methylalkohol-Amblyopie mit der chronischen Alkoholamblyopie hingewiesen. UTHHOFF schrieb ebenfalls schon 1901: „Methylalkohol, in kleineren Dosen oft genossen, kann auch ein der gewöhnlichen chronischen Alkoholamblyopie analoges Bild hervorrufen." Soweit wir das Schrifttum überblicken, ist es experimentell noch niemals einwandfrei gelungen, durch chronische Dosen reinen Äthylalkohols Amblyopien oder anatomische Veränderungen am Sehorgan zu erzeugen (siehe bei SATTLER).

Nach BÄR kommen bei der weintrinkenden Südtiroler Bevölkerung viel weniger Alkoholamblyopien vor als bei den dem Schnapsgenuß stark ergebenen ärmeren Schichten Nordtirols. STOCKER sah Jahr für Jahr Sehstörungen bei Patienten, die das in der Zentralschweiz übliche Volksgetränk „Träsch" in übermäßigen Mengen getrunken hatten. Der „Träsch" ist nach v. FELLENBERG ein Obsttresterbranntwein, der Methylalkoholmengen von 1,3-4,2% enthält. v. FELLENBERG sieht in diesen Sehstörungen eine Methylalkoholwirkung. Auch SCHANZ zweifelt die Existenz einer Äthylalkoholamblyopie an. Er schiebt die Sehstörungen bei Trinkern zum Teil auf das Nicotin, bei Nichtrauchern und Nichtpriemern aber auf Methylalkohol und andere Verunreinigungen im Schnaps. Denn Bier- und Weintrinker werden nicht amblyopisch. ELEONSKAJA untersuchte das Sehorgan in einem Fall von Erblindung nach chronischer Vergiftung mit Holzgeist enthaltenden Flüssigkeiten. Verf. fand eine Degeneration des papillomaculären Bündels und glaubte, daß die Affektion dieses Bündels in jedem Fall, auch bei einfacher chronischer Alkoholvergiftung, der Wirkung auf Holzgeistbeimischungen zuzuschreiben sei.

Ungeachtet dieser Literaturstimmen betrachten ABELSDORFF und SATTLER in ihren Handbuchartikeln die klassischen Veränderungen der Alkoholamblyopie als eine Äthylalkoholwirkung. Vielleicht war ihnen das Vorkommen von Methylalkohol in manchen Schnäpsen nicht bekannt. *Dieses Vorkommen aber läßt zusammen mit den Ergebnissen der experimentellen und anatomischen Forschung eine*

*Überprüfung der Frage ratsam erscheinen, ob nicht allen Sehstörungen bei Trinkern als gemeinsame Ursache eine mehr oder weniger chronische Methylalkoholvergiftung zugrunde liegt,* sofern nicht eine Nicotinwirkung in Frage kommt.

NEUBERG und OTTENSTEIN wollen auf Grund ihrer Feststellungen von Methylalkohol im Tabakrauch auch die Sehstörungen der starken Raucher und Priemer dem Methylalkohol zur Last legen. Dieser Schluß ist zweifellos nicht sehr zwingend. Auch bei starkem Rauchen können höchstens wenige cg Methylalkohol pro Tag aufgenommen werden. Wir wissen zwar nicht, ob es gelingt, mit reinem Nicotin klinische und anatomische Veränderungen nach Art des zentralen Skotoms experimentell zu erzeugen, aber diesem heftigen Gefäßgift muß man zunächst wohl eher die augenschädigende Wirkung zuschreiben, als den im Rauch enthaltenen Methylalkoholspuren.

Zwischen der Sehnervenerkrankung bei Alkoholamblyopie und der Lebercirrhose bestehen bemerkenswerte Analogien. ABELSDORFF schreibt, daß die Bindegewebswucherung im Sehnerven das bei einfacher Atrophie übliche Maß hinsichtlich Kernreichtum und Lymphocyteneinstreuungen erheblich überschreitet. Er nimmt an, daß unter dem Einfluß des Alkohols das Bindegewebe zur entzündlichen Wucherung neigt. Diese Wucherung ist also, ähnlich wie in der Leber, eine *Begleiterscheinung* des Parenchymuntergangs, nicht seine Ursache und nicht seine bloße Folge. Wie in der Leber (RÖSSLE) kann man sich auch im Sehnerven vorstellen, daß eine sich immer wiederholende seröse Exsudation zur Faserbildung und Bindegewebswucherung anregt.

Wir sind uns bewußt, daß diese Betrachtung der cirrhotischen Leberveränderungen und der Sehstörungen bei den chronischen Trinkern unter dem einheitlichen Gesichtspunkt einer chronischen Methylalkoholintoxikation zunächst eine Hypothese bleibt. Unsere Befunde an der Leber bei der akuten Vergiftung mit protrahiertem Verlauf haben zu dieser Auslegung angeregt. Wir fanden im Schrifttum manche Stütze für sie und sehr wenig, was dagegen spricht. Weitere experimentelle, anatomische und chemische Untersuchungen müßten noch zur Klärung dieser Frage durchgeführt werden.

## VIII. Zur Frage der Pathoklise. Vergleich mit der Kohlenoxydvergiftung.

Es ist eine altbekannte Tatsache, daß fast jede belebte und unbelebte Noxe bestimmte Organe und Organteile bevorzugt schädigt, andere hingegen unberührt läßt. In vielen Fällen erklärt die Art der Schädlichkeit, in den Körper einzudringen und die an bestimmte Wege gebundene Ausbreitung befriedigend den Ort der ersten und stärksten Schädigung. Für andere Schädigungen genügt diese Deutung nicht. Insbesondere das Nervensystem wird vielfach von Krankheiten ergriffen, die sich mehr oder weniger streng auf bestimmte Teile beschränken, ohne daß diese Beschränkung mit den durch die Ausbreitungswege gegebenen Streuungsmöglichkeiten allein befriedigend erklärt werden könnte. Wenn der Körper auf das Eindringen bestimmter Erreger (im weitesten Sinne) immer nur an ganz bestimmten Orten reagiert, so können engere Beziehungen zwischen dem Erreger und dem Reaktionsort vermutet werden. So kann sich der Erreger an diesen Orten aus unbekannten Gründen besonders anreichern, oder aber das örtliche Gewebe wird von ihm stärker alteriert als anderswo. Die pathologische Anatomie der letzten Jahrzehnte hat sich mit der Aufdeckung und Erklärung solcher Beziehungen intensiv befaßt. Sie hat hierdurch zur Aufstellung nosologischer Einheiten und Gruppenverwandtschaften sowie zur Kenntnis anatomisch-physiologischer Zusammenhänge manches beigetragen, die Grundfrage, das *Warum* der „örtlichen Vulnerabilität" (SPIELMEYER) jedoch nicht klären können. C. und O. VOGT legten dar, daß die örtliche Verschiedenheit der Reaktion auf physico-chemischen Differenzen der geweblichen („topistischen") Einheiten beruhen muß. Sie prägten hierfür den Ausdruck „Pathoklise". Nach VOGT beruht die örtliche Vulnerabilität auf einer besonderen Reaktionsweise der Noxe mit der physico-chemischen Struktur des Schädigungsortes, wodurch die Noxe störend in die örtlichen Lebensvorgänge eingreift. Es sind also letzten Endes unbekannte Affinitäten des Erregers zum Gewebe, welche die pathokline Auswahl der Schädigung schaffen.

Andere Forscher lehnen eine Beteiligung solcher Affinitäten am Zustandekommen örtlicher Schädigungen grundsätzlich ab. PH. SCHWARTZ und COHN z. B. heben die Gemeinsamkeiten mancher durch verschiedene Noxen entstandener Veränderungen hervor und machen den Zustand des Gefäßsystems allein für die Ausbreitung der Schädigung verantwortlich. Sie weisen darauf hin, daß Salvarsanvergiftung, Trauma, Infektion und Kreislaufinsuffizienz einander sehr ähnliche Schädigungen des Großhirnmarks hervorrufen können, ferner daß Veränderungen, die für bestimmte Noxen als spezifisch gelten, auch aus anderer Ursache entstehen können.

U. E. werden in dem Bestreben, jede örtliche Vulnerabilität vom Kreislauf her zu erklären, ausgesprochen seltene Vorkommnisse, wie z. B. Pallidumerweichungen nach Trauma (RUDOLF ROTTER), oft allzu sehr in den Vordergrund gerückt. Natürlich können Pallidumnekrosen nicht nur bei Kohlenoxyd- und Zyanvergiftung, sondern in seltenen Fällen auch einmal bei anderen Schädlichkeiten entstehen. Zweifellos gibt es viele Schädlichkeiten, die keine Affinitäten zeigen, die einmal da, einmal dort Schaden stiften, gerade wie es der Zufall will. Die von ihnen hervorgerufenen Schädigungen dürfen nicht als VOGTsche Pathoklisen angesehen werden, können daher auch nicht zur Widerlegung der Pathokliselehre dienen. Bei anderen Störungen kommt man aber bei unvoreingenommener Betrachtung ohne die Annahme einer physico-chemischen Bezogenheit nicht aus. Man denke nur an die verschiedenen Wirkstoffe und Pharmaka mit ihrer strengen Wirkungsbeschränkung, z. B. das Adrenalin, das Atropin usw. Wie sollte man sich die Digitaliswirkung anders vorstellen als über eine besondere Affinität zum Erfolgsorgan? Wie käme die bekannte Anreicherung des Strychnins im Rückenmark bei chronischer Vergiftung zustande? Eine scharfe Trennung aber zwischen Wirkstoffen und „Giften" kann man nicht durchführen. *Wir müssen daran festhalten, daß es unter den nützlichen Drogen wie unter den schädlichen Toxinen einerseits solche mit einer ausgesprochenen Organ- oder Organteil-Affinität gibt, andererseits auch solche, die jede Körperzelle annähernd gleich beeinflussen – deren Wirkung mit der Applikationsart und den Ausbreitungswegen befriedigend erklärt werden kann.*

Der chemischen Struktur dieser Affinitäten nachzugehen, ist vor allem in jenen Fällen verlockend, wo die Noxe nicht wie bei den Bakterientoxinen ein hochmolekularer Eiweißkörper, sondern ein einfaches, in seinen chemischen und physikalischen Eigenschaften bekanntes Gift ist. Die bekannteste Pathoklise dieser Art ist die *Kohlenoxydvergiftung*, die sich bei der Methylalkoholvergiftung zum Vergleich anbietet, weil sie in analoger Weise in einem ganz bestimmten Hirnteil symmetrische Nekrosen hervorruft. Die Neigung des Kohlenoxyds, nach genügend langer Einwirkung symmetrische *Pallidumnekrosen* hervorzurufen, zu deren Manifestation noch eine gewisse Überlebensdauer Voraussetzung ist, hat seit der Entdeckung durch v. RECKLINGHAUSEN (erste Beschreibung durch KLEBS) im Jahre 1864 zu vielen Erörterungen Anlaß gegeben.

LEWIN bestreitet, daß die Pallidumherde bei protrahierter Kohlenoxydvergiftung regelmäßig entstünden und daß sie deshalb diagnostisch bedeutsam wären. Auch BREITENECKER schwächt die umfangreichen Erfahrungen KOLISKOs und MEIXNERs über das konstante Vorkommen der Veränderung insofern ab, als er sie sogar bei sehr protrahiertem Vergiftungsverlauf wiederholt vermißte. Indessen können die sorgfältigen Untersuchungen von hirnanatomischer Seite, vor allem von HILLER und von A. MEYER, keinen Zweifel darüber lassen, daß Pallidumnekrosen für Kohlenoxydvergiftung durchaus typisch sind. Oft weisen zwar auch andere Hirngegenden Erweichungen auf (A. MEYER), niemals aber mit solcher Konstanz wie das Pallidum und die morphologisch und funktionell mit ihm zusammenhängende (SPATZ) Zona rubra der Substantia nigra. *Die Vulnerabilität des menschlichen Pallidum durch Kohlenoxyd geht aus der Gesamtheit der gerichtsmedizinischen und hirnpathologischen Erfahrungen eindeutig hervor*, und mit Recht betont MEIXNER gegenüber LEWIN, daß die Pallidumherde „bei spät zum Tode führenden Fällen von Kohlenoxydvergiftung ein geradezu regelmäßiger Befund sind".

Man hat zunächst Besonderheiten des Kreislaufs für die Entstehung der Herde verantwortlich gemacht. KOLISKO erklärt das lokale Kreislaufversagen durch mechanische Momente. Besonders enge anastomosenlose und zum Teil rückläufige Arteriolen, die senkrecht zur Stromrichtung aus dem Stamm der Carotis entspringen, versorgen nämlich den Vorderteil des Pallidum. HILLER weist auf die im Verhältnis zu anderen Grisea (besonders dem Striatum) auffällig spärliche Capillarversorgung hin. A. MEYER (c) denkt an Funktionsminderungen der Pallidumgefäße, die in ihrer Neigung, Pseudokalk in ihre Wände aufzunehmen, einen häufigen Ausdruck finden. Auch SPIELMEYER sieht das ortsbestimmende Moment in den Gefäßen („Gefäßfaktor").

Das Unbefriedigende dieser Erklärungen liegt in dem Vergleich mit anderen Kreislaufstörungen und Sauerstoffmangelzuständen. Bei den senilen Zirkulationsstörungen treten im Pallidum trotz des weiten Capillarnetzes selten Erweichungen auf. Bei den Hypoxämien infolge Herzfehler, Anämie oder Blutkrankheit sind symmetrische Pallidumnekrosen zwar beschrieben (SIEBER, OVERHOF, E. SCHERER, SCHOLZ, BALO, ULBRICHT), aber keineswegs typisch. Bei Spättod nach Narkose (BODECHTEL, MEYER und BLUME) und nach Lungenembolie (WUSTMANN und HALLERVORDEN) hatten die hypoxydotisch gedeuteten Hirnveränderungen keineswegs das Pallidum bevorzugt. In den anatomischen Berichten über Spättod nach Erhängen und Strangulation (DEUTSCH, LENZ, GAMPER und STIEFLER, FURUKAWA, BINGEL und HAMPEL) überwiegt die Schädigung des Striatums die des Pallidums weitaus. (Die beiden Fälle DÖRINGs bilden in dieser Hinsicht eine Ausnahme.) Bei den Insulintodesfällen, wobei ebenfalls ein Versagen zentraler Kreislaufregulationen angenommen wird, sieht man regelmäßig schwere Schäden in Großhirnrinde und Striatum, selten jedoch im Thalamus und Pallidum (BODECHTEL, STIEF und TOKAY, CAMMERMEYER, TÖBEL). Die Schädigung des Gehirns beim Ikterus gravis neonatorum (Kernikterus) – wohl ebenfalls eine hypoxydotische Störung, hervorgerufen durch das Anti-Rh-Agglutinin – betrifft neben dem Pallidum viele andere Hirngebiete ohne besondere Auswahl (C. DE LANGE, JACOB, PENTSCHEW). Beim Höhentod des Menschen haben TITRUD und HAYMAKER in 2 Fällen (Überlebensdauer 40 Stunden und 21 Tage) ausgedehnte herdförmige Nekrosen in der 3. und 4. Schicht der Großhirnrinde gefunden, ferner auch Ausfälle im Striatum, im Kleinhirn, im Sommerschen Sektor des Ammonshorns, in den Vorderhörnern des Rückenmarks und in der inneren Kapsel, während das Pallidum offenbar verschont geblieben ist. Auch im Tierversuch hat die Sauerstoffmangelatmung nur ausnahmsweise Pallidumnekrosen, dagegen regelmäßig schwere Schädigungen anderer Hirngebiete hervorgerufen (BÜCHNER und LUFT, ROTTER, MERK, ALTMANN und SCHUBOTHE, PICHOTKA, BÜCHNER). Überblickt man die Gesamtheit der Hirnschädigungen, welche gewöhnlich als Störungen der Sauerstoffversorgung aufgefaßt werden (Übersicht bei JANZ), so erkennt man, daß nur die Kohlenoxyd- und die Blausäurevergiftung (SCHMORL, EDELMANN, WEIMANN, A. MEYER) das Pallidum wirklich elektiv schädigen, während bei allen übrigen andere Hirnteile meist viel stärker betroffen sind. *Es ist also nicht möglich, die Schädigung des Pallidums durch Kohlenoxyd und Zyan bloß mit einer Störung der Sauerstoffversorgung zu erklären*[1].

[1] Fraglich ist es, ob auch das Mangan (STADLER) eine Affinität zu den eisenreichen Zentren des extrapyramidalen Systems besitzt. Bei dem Vorkommen symmetrischer Pallidumherde bei Spättod nach akuter Morphinvergiftung (WEIMANN, WEIMANN und v. MAHRENHOLTZ) handelt es sich wohl um Zufallsbefunde, hervorgerufen durch sekundäre Zirkulationsstörungen.

Die angebliche kreislaufmäßige Benachteiligung des Pallidums trifft nach neueren Untersuchungen aüch gar nicht zu. Aus den anatomischen Untersuchungen SCHARRERS und den physiologischen von REIN geht, OPITZ zufolge, eine überaus präzise Abstimmung von Blutversorgung und Blutbedarf in den einzelnen Abschnitten der ZNS hervor. Neuerdings hat sich H. BECKER dagegen gewandt, daß von einer „guten" und einer „schlechten" Gefäßversorgung bestimmter Grisea gesprochen wird. Jedes Grau habe vielmehr die Capillarisierung, die seinem Sauerstoffbedürfnis entspricht. Nach den In-Vitro-Versuchen von DIXON und MEYER mit Rindergehirn beträgt der Sauerstoffverbrauch des Pallidums nur etwa ein Fünftel des Sauerstoffverbrauchs des Corpus striatum. Wenn man diese Ergebnisse auch nicht ohne weiteres auf den lebenden Organismus übertragen kann (QUASTEL), so macht doch die viel geringere Dichte der Nervenzellen einen niedrigeren Stoffaustausch wahrscheinlich. Die geringere Capillarisierung des Pallidums - sie beträgt nach den exakten Messungen von WOLFF bei der Katze nicht ganz vier Fünftel der des Putamens - korrespondiert mit dem geringeren Stoffwechsel dieses Gebietes, kann also nicht ohne weiteres zur Erklärung einer örtlichen Vulnerabilität herangezogen werden.

Nach alledem ist man gezwungen, Beziehungen besonderer Art zwischen dem Kohlenoxyd bzw. dem Zyan und dem Pallidumgewebe anzunehmen, Beziehungen, die nicht allein mit einer kreislaufbedingten Ernährungsstörung zusammenhängen können. Das Kohlenoxyd hat - auch abgesehen von dieser Affinität zum Pallidum - eine spezielle toxische Wirkung, die sich nicht mit der Verdrängung des Sauerstoffs aus dem Blute (Hypoxämie) allein erklären läßt. Das wird heute wohl allgemein angenommen.

In welchem Gewebsteil des Pallidums der ortsbestimmende Faktor bei der Kohlenoxydvergiftung liegt, lassen C. und O. VOGT offen. 1937 meinten sie, es könne nicht widerlegt werden, daß die Strukturgebundenheit ganz oder teilweise in den Gefäßwänden gelegen sei. C. und O. VOGT dachten offenbar an die Neigung der Pallidumgefäße, sich schon in der Jugend mit „Pseudokalk" zu inkrustieren. Über die chemische Natur und die physiologische Bedeutung dieser Substanzen, die im vorderen Pallidum sowohl innerhalb wie außerhalb der Gefäße angetroffen werden, weiß man noch sehr wenig. Sie nehmen neben Hämatoxylin auch Eisensalze gierig auf. Bedeutsamer für die pathoklinen Zusammenhänge als der Pseudokalk erscheint uns der Reichtum des Pallidums und der roten Zone der Substantia nigra an histochemisch nachweisbarem Funktionseisen. Diese beiden Gebiete enthalten nach SPATZ normalerweise nicht nur am meisten Eisen in diffuser Durchtränkung, sondern hier kommt es auch zu einer feingranulären Eisenspeicherung im Zelleib der Gliazellen und der Nervenzellen wie sonst nirgends im Gehirn. Nach der experimentell gut fundierten Ansicht von BARKAN besitzt das „Funktionseisen" eine größere Affinität zum Kohlenoxyd und geht mit diesem schwerer dissoziierbare Verbindungen ein als der Blutfarbstoff. *Die Veränderungen bei der protrahierten Kohlenoxydvergiftung könnten demnach mindestens zum Teil auf einer Affinität des Kohlenoxyds zu den eisenreichen Geweben beruhen.* Nur sofern Herde auch außerhalb des Pallidums in weniger eisenreichen Gebieten auftreten, wäre (wie bei anderen Hypoxydosen) eine Deutung auf Grund des allgemeinen Sauerstoffmangels am Platze[1].

Beachtlich erscheint in diesem Zusammenhang, daß SPATZ die intensive Eisenreaktion des Pallidums nur beim erwachsenen Menschen beobachtete. Beim Embryo ist im Pallidum überhaupt noch kein Eisen histochemisch nachweisbar, beim Kind wenig. Auch im Pallidum der Tiere ist die Eisenreaktion viel schwächer als beim Menschen. SPATZ erhielt bei Mäusen keine deutlich Reaktion, bei Kaninchen nur eine schwache, bei Rindern, Hunden, Katzen und Affen war sie etwas stärker, aber immer noch viel geringer als beim Menschen. Diese Befunde stimmen damit überein, daß isolierte Pallidumherde bei Foeten und Neugeborenen trotz mancher einschlä-

[1] Diese Theorie baut auf der - experimentell zwar noch nicht bestätigten - Vermutung auf, daß die von SPATZ in den Zellen des Pallidums gefundene granuläre Eisenspeicherung eine ähnlich hohe Affinität zum Kohlenoxyd besitzt wie das „leicht abspaltbare Bluteisen" BARKANS. Mit dem WARBURGschen Atemferment könnte das Pallidumeisen dann nicht verglichen werden, denn jenes besitzt, zum Unterschied vom „leicht abspaltbaren Bluteisen", eine viel geringere Affinität zum Kohlenoxyd als der Blutfarbstoff (WARBURG 1927).

giger Untersuchung noch nie beobachtet wurden[1] und daß sie tierexperimentell nur beim Hund und bei der Katze, nicht aber bei den Nagern zu erzielen waren (A. MEYER)[2].

Die symmetrischen Nekrosen in ganz bestimmten Teilen des Striatums bei protrahierter Methylalkoholvergiftung stellen nun ein ganz neues Beispiel örtlicher Vulnerabilität durch ein spezifisches Gift dar. Ähnlich wie bei der Kohlenoxydvergiftung kommt man auch hier mit Erklärungen über mangelhafte Vaskularisierung und Sauerstoffbedarf nicht zum Ziele. Die Ausschließlichkeit und Symmetrie der Veränderungen ist nach den bisherigen Befunden noch eindeutiger als bei der Kohlenoxydvergiftung. *Die VOGTsche Auffassung, daß die örtliche Vulnerabilität des Gehirns gegenüber belebten wie unbelebten Noxen im wesentlichen auf chemisch-physikalischen Differenzen der Gewebseinheiten und auf Affinitäten zwischen Gewebe und Noxe beruhe, gewinnt durch diese Befunde eine neue Stütze.* Während es aber bei der Kohlenoxydvergiftung mit Hilfe der SPATZschen Eisenuntersuchungen und der Versuche von BARKAN vielleicht gelingt, etwas Licht in das Wesen der Affinität des Giftes zum Pallidum (und zur roten Zone der Substantia nigra) zu werfen, so stehen wir bei der Pathoklise des Putamen gegenüber dem Methylalkohol vor einem noch völlig ungelösten Rätsel.

Nach dem anatomischen Erscheinungsbild unserer Methylalkoholherde im Putamen können wir nicht einmal sagen, was in dieser Nekrose zuerst geschädigt wird. Ungefähr gleichzeitig kommt es zur capillaren Erweiterung, zur Stase, Erythrodiapedese und zurNekrose an den ektodermalen Elementen. Voraus geht ein lokales Ödem, welches makroskopisch in einer Erbleichung zum Ausdruck kommt, das Parenchym mikroskopisch aber noch unverändert läßt. Ist die Nekrose die Folge der lokalen Kreislaufstörung oder muß man nicht vielmehr das Ödem bereits als eine erste Reaktion auf eine morphologisch noch „spurlose" Gewebsschädigung auffassen? Daß die „Nekrose" nicht der Ausdruck des Zelltodes ist, sondern daß ihr eine, wenn auch meist nicht nachweisbare Veränderung vorausgegangen sein muß, wurde schon gesagt. Das histologische Bild der Nekrose kann uns über die Pathogenese keinen Aufschluß geben, denn die akuten Nekrosen im Gehirn sind sich insgesamt in der Erscheinungsform ziemlich ähnlich, einerlei ob ihnen eine toxische, eine kreislaufbedingte (HARTER) oder mechanische Schädigung (PETERS und SPATZ) zugrunde liegt. Das Ödem ist ebenfalls eine biologische Reaktionsform des Hirngewebes auf die verschiedensten Schäden (PETERS und SELBACH), nicht nur auf primäre Kreislaufstörungen. Nach der im IV. Kapitel entwickelten Theorie der Wirkungsweise des Methylalkohols kann der toxische Stoff überall im Körper entstehen, er dringt nicht nur vom Gefäßsystem her ein. Eine Wirkungsweise über das Nervensystem der Strombahn müssen wir – wie

[1] MARESCH, NEUBURGER, BRANDER und neuerdings HALLERVORDEN haben Fälle von intrauteriner Kohlenoxydvergiftung veröffentlicht. Die Schädigungen sind viel ausgedehnter als bei der Kohlenoxydvergiftung des Erwachsenen. Eine besondere Bevorzugung des Pallidums ist nicht erkennbar. Die Ausbreitung weicht von der bei zerebraler Kinderlähmung anderer Ätiologie nicht in typischer Weise ab.

[2] Nach A. MEYER (1933) steht der Eisentheorie der Kohlenoxyd-Nekrosen entgegen, daß der Nucleus ruber und die anderen Zentren des extrapyramidal-motorischen Systems, deren Eisenreichtum nach SPATZ an die des Pallidums nahe heranreicht, nie ergriffen sind. Vielleicht wurde der Umstand bisher zu wenig beachtet, daß SPATZ Eisengranula *innerhalb der Parenchymzellen nur im Pallidum und in der roten Zone der Substantia nigra* (selten auch in großen Nervenzellen des Striatums) gesehen hat. Alle anderen Grisea enthalten das Eisen nur in diffuser Durchtränkung. Darauf könnte es beim Zustandekommen der Affinität ankommen.

im VI. Kapitel erörtert – auf Grund dieser Vorstellung ablehnen. Irgendwie findet der toxische Stoff im Putamen vermutlich eine besondere Resonanz, so daß er hier besonders störend eingreift. Es würde, wie bei der Kohlenoxydvergiftung, den VOGTschen Anschauungen nicht widersprechen, wenn diese Affinität, der „ortsbestimmende Faktor", ganz oder teilweise in den Gefäßen läge. Wahrscheinlich erscheint uns dies allerdings nicht. Die auf chemisch-physikalischen Differenzen beruhende Strukturgebundenheit muß man doch wohl eher dem morphologisch-funktionell hochdifferenzierten Parenchym zuschreiben als dem Gefäßnetz, das sich überall den örtlichen Gegebenheiten und Bedürfnissen in mehr oder weniger vollkommener Weise anpaßt. Daraus möchten wir den Schluß ableiten, *daß die lokale Kreislaufstörung nicht die primäre Ursache des Parenchymuntergangs sein kann. Wir fassen das Ödem und erst recht die inkonstanten Blutungen vielmehr als eine Reaktion auf, als die Folge einer Schädigung, die Parenchym und Stroma gleichzeitig trifft und die auf einer der ganzen Gewebeeinheit eigentümlichen physico-chemischen Besonderheit beruht.*

Die protrahierte Methylalkoholvergiftung geht, wie wir gesehen haben, fast immer mit einer morphologisch deutlich erkennbaren akuten Schädigung der *Leber* im Sinne eines toxischen Ödems einher. Dadurch liegt ein Vergleich mit den eigenartigen Leber-Striatum-Beziehungen bei anderen Krankheiten, insbesondere bei der WESTPHAL-WILSONschen Pseudosklerose, nahe.

Über die Pathogenese dieses Erbleidens bestehen mehrere sich einander widersprechende Theorien, auf die hier nicht näher eingegangen werden kann. Während RICKER und sein Kreis den Leberschaden als eine Folge der zentralnervösen Erkrankung auffassen, neigen in neuerer Zeit viele Forscher der alten Ansicht von WAGNER-JAUREGG zu, daß von der Leber ausgehende Stoffwechselstörungen einen sehr bedeutenden Einfluß auf das Zentralorgan haben können, daß demnach auch bei der WILSONschen Krankheit der primäre Erbschaden in der Leber bzw. in einer Verdauungsanomalie liegt (KEHRER, BOSTROEM, STADLER, ZILLIG). BIELSCHOWSKY und HALLERVORDEN, RÖSSLE, EICKE u.a. nehmen einen mehr vermittelnden Standpunkt zwischen diesen beiden entgegengesetzten Ansichten ein.

Die für Pseudosklerose typischen „nackten" Gliazellen ALZHEIMERs wurden bei den verschiedensten chronischen Leberschädigungen in wechselndem Ausmaß gefunden (POLLAK, SCHERER, STADLER). CRANDALL und WEIL fanden 21 Tage nach Ligation des Ductus choledochus bei einem Hund symmetrische Nekrosen des Striatum und der angrenzenden inneren Kapsel. Ein großes Tatsachenmaterial weist heute auf eigenartige Leber-Gehirn-Beziehungen auch außerhalb der WILSONschen Krankheit hin (JAHN, ZILLIG).

In Anlehnung an Untersuchungen von REIN, wonach die Leber entscheidend in den oxydativen Stoffwechsel des Herzens eingreift, deutet PENTSCHEW die Hirnveränderungen bei Leberkrankheiten als eine Sauerstoffmangelfolge. Durch das Fehlen eines normalerweise in der Leber gebildeten Wirkstoffes, des hypothetischen Antihypoxydins, käme es in anderen Organen zur Hypoxydose. PENTSCHEW[1] sieht in unseren Striatumveränderungen bei Methylalkoholvergiftung den Ausdruck einer Wirkstoffmangelhypoxydose infolge der Leberschädigung durch den Methylalkohol.

Diese Deutung der Methylalkoholherde ähnlich wie beim Wilson und beim Kernikterus als Folge der Leberschädigung erscheint zunächst ganz plausibel. Sie hat aber doch manche Schwierigkeiten. Wie sollte man es sich beispielsweise erklären, daß der toxische Stoff, der aus dem Methylalkohol allmählich entstehende Formaldehyd, nur die Leber beeinträchtigt? Muß man nicht vielmehr annehmen, daß sich der Formaldehyd überall im Körper bildet, daß er überall das lebende Eiweiß angreift? Ferner, wie käme die strenge Beschränkung der

[1] Persönliche Mitteilung, 1947.

spezifischen Nekrose auf das laterale Putamen zustande? Beim Kernikterus und bei allen anderen Hypoxydosen sind doch viel ausgedehntere Hirngebiete ergriffen. Schließlich kann man auch die eigenartige Affinität des Methylalkohols zum Sehorgan mit einer Leberschädigung nicht erklären. Denn weder beim Wilson noch bei den anderen Leberkrankheiten mit Hirnveränderungen wurde jemals über Sehstörungen berichtet, wenn man von den alkoholischen Lebercirrhosen absieht.

Alle Versuche, dem Wesen pathokliner Zusammenhänge näherzutreten, scheitern an der zu großen Zahl unbekannter Faktoren. Man wird in diese Geheimnisse vermutlich erst dann wirklich eindringen können, wenn es gelingt, die physico-chemischen Differenzen der topistischen Einheiten zu erfassen. *Es würde des Ausbaues einer ganz neuen Forschungsrichtung bedürfen, nämlich einer feinen chemischen Strukturanalyse kleiner Gewebsabschnitte, einer „Chemoarchitektonik“ (SCHARRER und SINDEN), um hier weiterzukommen.* Bis dahin bleibt die möglichst exakte pathologisch-anatomische Registrierung aller wirklichen Pathoklisen die Hauptaufgabe des Morphologen. Erörterungen über das Wesen des ortsbestimmenden Faktors werden ohne chemische Analysen immer nur Vermutungen sein können.

Die Untersuchungen zur Erforschung der chemischen Grundlagen der Pathoklisen werden von den chemisch einfachsten Giften ausgehen müssen. Zu diesen einfachen und dabei ausgesprochen pathoklinen Giften gehört der Methylalkohol mit seiner spezifischen Schädigung des Sehorgans und der Affinität zum Striatum. (Einen Zusammenhang zwischen beiden Affinitäten können wir z. Z. nicht sehen.) Ähnlich wie beim Kohlenoxyd die SPATZschen Eisenuntersuchungen zusammen mit den Feststellungen von BARKAN über die besonders hohe Affinität des Kohlenoxyds zum „leicht abspaltbaren Bluteisen“ vielleicht eine plausible Erklärung für die Hauptschädigung in den eisenreichsten Gebieten ergeben, so könnten die chemische Gewebsanalyse und die genaue Kenntnis der Giftwirkung auch bei anderen Vergiftungen die Ursache der pathoklinen Auswahl aufhellen.

In diese Arbeitsrichtung, die systematisch auszubauen wäre, gehören Untersuchungen, wie sie z. B. LEEMANN und PICHLER angestellt haben. Diese Autoren haben den Laktoflavingehalt der verschiedenen Grisea ermittelt und u. a. gefunden, daß das Striatum beim Menschen am meisten von diesem Vitamin enthält, und zwar fast um 50% mehr als die Großhirnrinde.

Einen erfolgversprechenden Weg zur Aufhellung pathokliner Zusammenhänge stellen die modernen Untersuchungsmethoden mit Verwendung radioaktiver Substanzen dar, wie sie ROEDER erstmalig am ZNS angewandt hat. Mittels des GEIGER-MÜLLERschen Zählrohrs ist man in der Lage, den Weg radioaktiver Atome im Organismus direkt und quantitativ zu messen. Man kann auf diese Weise das Schicksal von Giften im Körper unmittelbar verfolgen. Es dürfte heute technisch ohne weiteres möglich sein, einfache Stoffe, wie das Kohlenoxyd oder den Methylalkohol, etwa mit einem aktiven Kohlenstoffatom zu versehen.

Im Grundsätzlichen kann hier von einer Unterscheidung zwischen belebten und unbelebten Erregern einer Schädigung abgesehen werden. Denn auch wenn ein Bakterium eine topistische Einheit mit Vorliebe aufsucht, sich in ihr besonders vermehrt und deshalb hier die Hauptkrankheitserscheinungen hervorruft, liegt dieser Auswahl letzten Endes eine Affinität zwischen dem günstigen „Nährboden" der topistischen Einheit und dem Erreger zugrunde. Das gemeinsam Wesentliche aller Pathoklisen ist eine Beziehung *chemischer Art* zwischen Schädlichkeit und Ort der Schädigung, zwischen Kohlenoxyd und Pallidum, Atropin und Parasympathicus, Zostererreger und Spinalganglion, Encephalitisvirus und Substantia nigra, Spirochäte und Stirnhirnrinde. Die Pathoklise ist gewöhnlich nur eine relative, d. h. ein histochemisch einheitliches Gebiet wird vor anderen *bevorzugt*, ähnlich gebaute oder Randgebiete bleiben aber auch nicht völlig verschont.

Außerdem darf man nicht vergessen, daß viele Noxen normalerweise überhaupt keine besondere Gewebsbevorzugung erkennen lassen. Bevor man bei herdweiser Lokalisation eines krankhaften Prozesses eine echte Pathoklise annimmt, wird man sich immer überlegen müssen, ob nicht die anatomischen Verhältnisse allein schon die Vulnerabilität erklären. Nicht nur der Gefäß-, Lymph- und Liquorweg ist hier in Betracht zu ziehen, sondern auch andere anatomische Gegebenheiten, z. B. die von JABUREK beschriebenen Saftspalten im Mark des Großbirns, die uns die Ausbreitungsform vieler raumfordernder Prozesse verständlich machen. Wenn die durch die Ausbreitungswege bedingten Streuungsmöglichkeiten oder die örtlichen Ernährungsbedingungen die Lokalisation der krankhaften Veränderungen befriedigend erklären, ist man nicht berechtigt, von Pathoklise im Sinne VOGTS zu sprechen.

# IX. Gedanken zur Therapie der akuten Methylalkoholvergiftung und zur Prophylaxe.

Die hier gemachten Vorschläge beruhen zum Teil auf Erfahrungen und Ansichten des Internisten W. BEIGLBÖCK, der während des Krieges Gelegenheit hatte, bei zahlreichen Methylalkoholvergiftungen helfend einzugreifen.

Laien gegenüber mag mitunter der Hinweis angebracht sein, daß die Behandlung des akuten, mit Bewußtlosigkeit einhergehenden Alkoholrausches, gleichgültig, ob durch Äthyl- oder Methylalkohol verursacht, eine ernste ärztliche Angelegenheit ist. Wichtig ist die möglichst rasche Entfernung des Giftes durch ausgiebige Magenspülungen, ferner die Verhinderung der Erstickung infolge ungünstiger Lagerung oder durch Einatmen von Erbrochenem, damit verbunden die Verhütung einer Aspirationspneumonie. Frühzeitig müssen Weck-, Herz- und Kreislaufmittel angewandt werden.

Wenn sich auf Grund des Verlaufes (siehe Kap. IIIB) der Verdacht einer Methylalkoholvergiftung ergibt, so soll man nicht zögern, drastische Gegenmaßnahmen zu ergreifen. Diese können nur lebensrettend sein, solange der Kreislauf noch nicht wesentlich geschädigt ist. Wenn man abwartet, bis sichere Vergiftungszeichen, etwa Sehstörungen, vorliegen, ist es meistens zu spät.

Die Hauptaufgabe ist zunächst eine möglichst weitgehende *Entgiftung* des Organismus. Zum Unterschied vom Äthylalkohol befindet sich der größte Teil des aufgenommenen Methylalkohols auch am zweiten Tage noch im Körper, wo er sich - nach begründeter Annahme - allmählich in den toxischen Formaldehyd umwandelt. Wir möchten meinen, daß ausgiebige Magenspülungen auch dann einen Zweck haben, wenn heftiges Erbrechen vorangegangen ist. Denn mit dem infolge Gastritis oft vermehrten Magensekret werden beträchtliche Methylalkoholmengen in den Magen zurück ausgeschieden. (Siehe unsere chemischen Magensaftuntersuchungen Tabelle 1, S.51.) Durch den Magenschlauch sollten unbedingt auch Tierkohle und Abführmittel (Calomel!) in reichlichen Mengen zugeführt werden. GOODMAN und GILMAN empfehlen, zur Bekämpfung der Acidose eine 4prozentige Natrium-Bicarbonicum-Lösung in den Magen einzuführen. Eine besonders intensive Alkalibehandlung empfehlen ROE sowie CHEW und Mitarbeiter. Zu versuchen wäre ferner die Spülung der Bauchhöhle mit mehreren Litern einer 10prozentigen Glukoselösung, wie sie BEIGLBÖCK und BARTA bei Leberkrankheiten empfohlen haben. Hierdurch dürften große Mengen des Giftes aus dem Gewebe herausgelockt werden. Gleichzeitig stellt diese Methode nach EPPINGER die energischeste Dehydrierungsbehandlung der serösen Entzündung dar. Zur Entgiftung, zur Bekämpfung der serösen Entzündung und zur Entlastung des Lungenkreislaufs bei beginnendem Lungenödem dienen ferner kräftige Aderlässe. Bei gleichzeitigen Transfusionen von Blut oder Blutersatzflüssigkeiten (kein Kochsalz!) sollen ruhig starke Entblutungen riskiert werden. Wenn die Venen schlecht gefüllt sind, kann hierzu die Eröffnung einer Arterie nötig sein. Schließlich sei der Lumbalpunktion als eines wichtigen Entgiftungs- und Weckmittels gedacht. Klinische und anatomische Erfahrungen veranlassen uns, keine Bedenken gegen das täglich wiederholte langsame Abtropfen großer Liquormengen zu haben. Die Hirnschwellung sahen wir nie so ausgeprägt, daß man bei vorsichtiger Entnahme Schädigungen des Atemzentrums befürchten müßte. Meistens ist der Liquordruck stark erhöht, da der Alkohol die Liquorsekretion anregt. Die Entlastung durch die Punktion vermindert den Hirndruck. Auch beim schweren Äthylalkohol-Rausch führt die Lumbalpunktion oft erstaunlich rasch zum Erwachen. Pincus, Zethesius und Wersen, E. Hesse, Bruckmooser u. a. sahen eine günstige Beeinflussung der durch den Methylalkohol verursachten Sehstörungen durch wiederholte Lumbalpunktionen. Der Hirnentwässerung dienen ferner intravenös verabreichte hochprozentige Glukoselösungen (50 bis 100 ccm täglich) sowie 30–60 Gramm Magnesium sulfuricum oral bei Einschränkung der Flüssigkeitszufuhr. C. Egg weist auf die stark diuretisch wirkende Infusion alkalischer Salzlösungen hin. Bürstenbinder schlägt vor, durch orale und rektale Gaben von Ammoniumcarbonat den Formaldehyd in das unschädliche Hexamethylentetramin umzuwandeln. Ob wir dem Kranken nach dem Vorschlag von R. Foerster auch noch ausgiebige Schwitzprozeduren (Salicyl, Chinin, Atophan) zur Beförderung der Giftausscheidung zumuten können, muß von Fall zu Fall entschieden werden. Größte Vorsicht ist hier am Platze, denn es ist für die Methylalkoholvergiftung durchaus typisch, daß der Kreislauf am zweiten Tage nach dem Trinken ganz plötzlich versagt. Das gilt auch für die Anwendung von Diuretica (Salyrgan) und von Pyramidonpräparaten, denen neben der Förderung der Giftausscheidung zweifellos eine hohe Bedeutung in der Bekämpfung der serösen Entzündung zukommt. Man muß sich immer vor Augen halten, daß der Methylalkohol möglichst weitgehend aus dem Körper entfernt werden soll, *bevor* er in größeren Mengen in den toxischen Formaldehyd übergegangen ist.

Einen abweichenden Standpunkt hinsichtlich der Therapie nehmen Roe, Zatman und Chew und Mitarbeiter ein, indem sie neben der Bekämpfung der Acidosis mit Natriumbicarbonat die Zufuhr von kleinen Äthylalkoholdosen empfehlen. Magenspülungen und Lumbalpunktionen hält Roe für zwecklos. – Wie schon weiter oben ausgeführt, können wir uns dieser Ansicht nicht anschließen, sondern müssen davor warnen, den Methylalkoholvergifteten Äthylalkohol einzuverleiben.

Selbstverständlich muß der *Kreislauf* von Anfang an durch entsprechende Mittel zu optimaler Leistung angeregt werden (Beiglböck 1941). Die von dieser Seite drohende akuteste Gefahr erscheint in der Literatur im allgemeinen zu wenig gewürdigt. Auch wenn noch keine alarmierenden Symptome vorliegen, wird man guttun, Herzkraft und Gefäßtonus medikamentös zu stärken. Eine gewisse „Polypragmasie“ – natürlich unter Einhaltung der klinischen Regeln – ist hier zu befürworten. Beiglböck sah mehrmals einwandfrei günstige Wirkungen auf das beginnende Lungenödem durch oft wiederholte Gaben von $^1/_4$ mg Strophantin. Unter den peripheren Gefäßmitteln hat sich vor allem das Strychnin bewährt.

Eine kausale Therapie der *serösen Entzündung* müßte vor allem die *intrazellulare Entgiftung* anstreben. Nach den umfangreichen klinischen und experimentellen Erfahrungen der Eppinger-Schule (Albrich und Beiglböck, Beiglböck und Bertschinger, Albrich, Eppinger 1949) kommt dem System Nebennierenrinde-Vitamin-B-Komplex bei der intrazellulären Entgiftung entscheidende Bedeutung zu. Um einen Effekt zu erzielen, ist es notwendig, hohe Dosen dieser Wirkstoffe zu verabfolgen. Beiglböck gab zweimal 10 ccm Nicobion, 6 ccm Lactoflavin und 2 Ampullen Cortenil sowie 10–15 Hefetabletten täglich und sah bei frühzeitiger Anwendung eindeutige Erfolge sowohl hinsichtlich des Allgemeinbefindens als auch hinsichtlich der Sehstörung. In einer bisher unveröffentlichten Tierversuchsreihe mit Ratten konnte erwiesen werden, daß eine tödliche Methylalkoholdosis nach Vorbehandlung mit Nicotinsäureamid viel länger überlebt wird als ohne Vorbehandlung. Die chemischen Organanalysen machen wahrscheinlich, daß die Schutzwirkung der genannten Vitamine nicht auf einer gesteigerten Elimination des Giftes beruht, sondern, wie auch bei sonstigen die intrazellulären Redoxsysteme lähmenden Giften, auf einer Art Massenwirkung durch Überschuß an Redoxkörpern.

Zur Verhütung der *Erblindung* wird von augenärztlicher Seite (SCHANZ, SCHIECK) völliger Lichtabschluß der Augen gefordert. SCHANZ meint, daß bei der Erblindung die Wirkung des Lichtes eine Rolle spielt, welches die durch den Methylalkohol sensibilisierte Netzhaut schädige. SCHINDLER empfiehlt gegen die Amaurose retrobulbäre Atropininjektionen nach der von COSGROVE und MCCALL, FEJER u. a. angegebenen Methode. GASTEIGER behandelte eine Reihe von Methylalkoholamaurosen erfolgreich mit Pyriferkuren bei gleichzeitigen Betaxininjektionen und Kurzwellenbestrahlungen. MONTAG gab über 5-6 Wochen täglich dreimal 0,005 Erythroltetranitrat und konnte dadurch sechs zum Teil schon völlig erblindete Kranke heilen. Nach E. HESSE (1947) bessern Injektionen von Strychnin unter die Schläfenhaut das Sehvermögen, aber wohl nur vorübergehend. HERZAU empfiehlt das Movellan mit seiner protrahierten Strychninwirkung. STARK sah eine günstige Beeinflussung von Methylalkoholamaurosen durch täglich dreimal 0,1 Tetrophan.

Zur *Prophylaxe* ist wenig zu sagen. Niemand verlasse sich darauf, daß er als „Kenner" eine Methylalkoholbeimischung in einem unbekannten Getränk herausschmecken würde. Selbst der reine Methylalkohol ist schwer von verdünntem Weingeist zu unterscheiden. Ist er zu einem Likör verarbeitet, so geht der ohnedies kaum merkliche Geschmacksunterschied vollends verloren.

Als sich in den neunziger Jahren des vorigen Jahrhunderts in den Vereinigten Staaten die Vergiftungen häuften, forderte bereits FOSTER eine ausreichende Kenntlichmachung des Giftes. Seither ist ein halbes Jahrhundert vergangen, Tausende sind in diesem Zeitraum an der Vergiftung gestorben. Der Höhepunkt wurde wohl am Ende des letzten Krieges erreicht, als in einer Zeit ausgesprochener Äthylalkoholverknappung das von unangenehmen Geruchs- und Geschmacksstoffen freie synthetische Methanol ausgedehnte technische Verwendung fand. Nach unseren Berliner Erfahrungen sind in dieser Zeit durch den Methylalkohol mehr Menschen unfreiwillig aus dem Leben geschieden, als durch alle anderen Gifte zusammen. Verantwortlich für diese Entwicklung in Deutschland scheint vor allem die Verordnung vom 25. 3. 1939[1] zu sein, auf Grund welcher (nach BÜRSTENBINDER) zugelassen wurde, daß Spritzlacke 15, Tauch- und Streichlacke bis zu 20 und Verdünnungsmittel nicht mehr als 25% Methylalkohol enthalten. Es wäre zu erwägen, ob diese Zulassung, die offenbar schon der Überleitung in die Kriegswirtschaft diente, nicht wieder aufgehoben werden sollte, wie F. O. W. MEYER vorschlägt. Außerdem möchten wir, wie bereits während des Krieges, hier nochmals zwei Vorschläge zur Diskussion stellen:

1. Entweder man vergälle den Methylalkohol wie den technisch gebrauchten Weingeist mit übelriechenden Substanzen. Dies wäre wohl nur dann möglich, wenn man ihn ebenfalls unter Monopolverwaltung stellte. (Von technischer Seite wird dagegen eingewandt, daß die Vergällungsmittel bei manchen Arbeitsgängen stören würden, daß also ein kleinerer Teil des Methylalkohols doch rein in den Handel gebracht werden müßte.)

2. Eine andere Möglichkeit wäre, den Methylalkohol durch einen geringen Farbzusatz kenntlich zu machen, ähnlich wie es bei verschiedenen Kraftstoffen geschieht[2].

[1] Reichsgesetzblatt I, S. 581.

[2] Nach SCHINDLER wird ein Teil des Methanols bereits mit Methylenblau gefärbt. ROE empfiehlt eine dunkelgrüne Farbmischung, bestehend aus Brillant-Schwarz und Methanil-Gelb, zur Färbung des als Kraftstoff und Gefrierschutzmittel verwendeten Methanols; zur Vergällung des zur Herstellung von Lacken, Farben und Beitzen verwendeten Methanols schlägt er das Äthyl-Merkaptan vor.

# X. Zusammenfassung.

1. Die pathologisch-anatomische Untersuchung von 124 Fällen von Methylalkoholvergiftung ergab einen überraschenden, neuartigen Befund: In 41 Fällen waren die Putamina des Gehirns von symmetrischen Nekrosen ergriffen. Der teils eben beginnende, teils schon weit fortgeschrittene Gewebsuntergang betraf gewöhnlich nur die lateralen, basalen und caudalen Putamenabschnitte. Er war stets doppelseitig. Nie waren andere Hirngebiete in ähnlicher Weise geschädigt. Die Veränderung ist für die Methylalkoholvergiftung spezifisch. Sie wird als ein neues Beispiel von Pathoklise im Sinne von C. und O. Vogt aufgefaßt, die zu der schon seit langer Zeit bekannten Affinität des Giftes für das Auge tritt.

2. Histologisch sind alle Gewebsbestandteile innerhalb der Herde nekrotisch verändert (Totalnekrose). Je ausgeprägter das begleitende Ödem ist, um so mehr überwiegen die einfachen chromatolytischen Abblassungen über die typischen chromatokinetischen Kernveränderungen der Pyknose und Karyorrhexis.

3. Der Tod erfolgt bei der Methylalkoholvergiftung überwiegend durch einen peripheren Kreislaufkollaps. Die nach einer Latenzzeit von 24 bis 48 Stunden auftretenden Vergiftungserscheinungen werden nicht vom Methylalkohol als solchem hervorgerufen, sondern höchstwahrscheinlich von Formaldehyd, einem innerhalb des Organismus langsam sich bildenden Oxydationsprodukt des Methylalkohols. Die toxische Wirkung des Formaldehyds beruht (wie die Härtung bei der Formolfixierung) auf einer Methylenierung von Aminosäuren. Da der Methylalkohol in alle Körpergewebe einschließlich des Zentralnervensystems gelangt, kann sich auch überall Formaldehyd bilden, vermutlich dort am meisten, wo Sauerstoff zur Oxydation des Methylalkohols am reichlichsten zur Verfügung steht. Eine Giftwirkung über Reizung der Gefäßnerven im Sinne der Relationspathologie ist abzulehnen, denn das Gift entsteht innerhalb der Zellen und reagiert unmittelbar mit dem lebenden Eiweiß.

4. Vor allem die Leber ist klinisch und anatomisch von einer schweren Permeabilitätsstörung der Blutgewebeschranke betroffen, die in einer „serösen Entzündung" zum Ausdruck kommt. Auf die Möglichkeit gewisser, der Wilsonschen Krankheit analoger Leber-Gehirnbeziehungen wird hingewiesen.

5. An Hand von Literaturangaben über das Vorkommen von Methylalkohol in manchen Branntweinen und über die geographische Verbreitung der Lebercirrhose wird die Möglichkeit einer chronischen Methylalkoholschädigung bei chronischem Alkoholismus erörtert. Eine Arbeitshypothese deutet die Lebercirrhosen und die Amblyopien der gewohnheitsmäßigen Schnapstrinker unter dem einheitlichen Gesichtspunkt einer chronischen Methylalkoholeinwirkung.

6. Der Methylalkohol stellt offenbar eine wichtige Fehlerquelle für die Widmarksche Mikromethode zur Feststellung des Blutalkoholgehaltes dar. Da Methylalkohol weniger berauscht als Äthylalkohol, da er zweitens viel langsamer eliminiert wird als dieser, und da er drittens eine wahrscheinlich bedeutend höhere Kaliumbichromat reduzierende Kraft besitzt als Äthylalkohol, ist die Feststellung des Trunkenheitsgrades mit dieser Methode nicht möglich, wenn dem Getränk eine größere Menge Methylalkohol beigemischt war.

7. Es werden Vorschläge zur Therapie und Prophylaxe gemacht.

# XI. Schluß.

Eine Überprüfung unserer Befunde an weiterem klinischen und anatomischen Untersuchungsgut ist aus vielen Gründen wünschenswert. Außerdem möchten wir zu folgenden Untersuchungen anregen:

## 1. Zur Pathoklise.

a) Versuche, im Tierexperiment durch Methylalkohol Putamennekrosen zu erzeugen. Auch Vögel verwenden!

b) Untersuchung von Menschen, die durch Methylalkohol erblindet sind, auf leichtere extrapyramidal-motorische Störungen.

c) Mikrochemische Untersuchungen über Strukturbesonderheiten der das Striatum und andere Grisea aufbauenden Eiweiße, Fermente usw.

d) Direkte Feststellung der Gewebsübergänge künstlich radioaktiven Methylalkohols nach dem Vorbild der Roederschen Phosphoruntersuchungen.

e) Tierexperimentelle Überprüfung der Methylalkoholwirkung auf das Sehorgan, insbesondere hinsichtlich der anatomischen Grundlage des für den Menschen typischen zentralen Skotoms.

f) Untersuchung der Augen und Sehnerven von durch Methylalkohol erblindeten, aber nicht akut verstorbenen Menschen.

## 2. Zur Frage einer chronischen Methylalkoholwirkung.

a) Systematische Nachforschungen über die Verbreitung von methylalkoholhaltigen Schnäpsen (Trester-Branntweinen).

b) Nachforschungen über die von Alkoholcirrhotikern und Alkoholamblyotikern bevorzugten Getränke.

c) Tierversuche, durch chronische Darreichung von Methylalkohol bzw. Methylalkohol-Äthylalkoholgemischen nach dem Muster der Eppinger-Schule Lebercirrhose zu erzeugen.

## 3. Chemisch-toxikologische und gerichtsmedizinische Fragen.

a) Experimentelle Überprüfung der im IV. und V. Kapitel vertretenen Auffassung über Wirkungsweise und Pathogenese der Methylalkoholvergiftung.

b) Chemische Untersuchungen zum Verhalten von Methylalkohol und Methylalkohol-Äthylalkoholgemischen in der Widmarkschen Mikromethode. Überprüfung der Bildstenschen Befunde mit beweglicher Methodik.

c) Untersuchungen zur Frage der Eliminationsgeschwindigkeit des Methylalkohols, ferner der hypothetischen gegenseitigen Eliminationshemmung von Äthyl- und Methylalkohol.

# Literaturverzeichnis.

ABELSDORFF, G.: Sehnerv. Hb. path. Anat. **11,1**, 695 (1928).

AFANASSIJEW, W.: Zur Pathologie des akuten und chronischen Alkoholismus. Beitr. path. Anat. **8**, 443-460 (1890).

ALBRICH, E.: Die Bedeutung der B-Vitamine für die Permeabilität der Capillaren. Erg. inn. Med. **63**, 264-302 (1943).

ALBRICH und BEIGLBÖCK: Die biologische und therapeutische Wirkung des Lactoflavin. Wiener Arch. inn. Med. **34**, 145-164 (1940).

ALTMANN und SCHUBOTHE: Funktionelle und organische Schädigungen des ZNS der Katze im Unterdruckexperiment. Beitr. path. Anat. **107**, 3 (1941).

ALZHEIMER, A.: Beiträge zur Kenntnis der pathologischen Neuroglia und ihrer Beziehungen zu den Abbauvorgängen im Nervengewebe. NISSLS und ALZHEIMERS „Arbeiten" **3**, 401-562 (1910).

ASKANAZY, M.: Mikrolith und Pigmentkalkstein. Verh. dtsch. path. Ges. **24**, 87-97 (1929).

ASSER, E.: Über die Änderung der Methylalkoholoxydation durch andere Alkohole. Z. exp. Path. **15**, 322-334 (1914).

AUFDERMAUR, M.: Akute Äthylalkoholvergiftung mit tödlichem Ausgang. Schweiz. med. Wschr. **78**, 560-562 (1948).

AUTENRIETH, W.: Über Ameisensäureausscheidung beim Menschen nach Einnahme von Methylalkohol, Hexamethylentetramin und milchsaurem Natrium sowie Traubenzucker. Arch. Pharm. **258**, 15 (1920).

BALO, J. v.: Die neurogene Theorie des peptischen Magen- und Duodenalgeschwürs. Dtsch. med. Wschr. **67**, 479-482 (1941).

BANNICKE, H.: Die Bedeutung der Leichenfäulnis für den Ameisensäurenachweis bei der forensischen Feststellung von Methylalkoholvergiftungen. Diss. Halle-Wittenberg 1939. Ref. Dtsch. Z. gerichtl. Med. **33**, 320 (1940).

BÄR, K.: Untersuchungen bei Tabak-Alkohol-Amblyopie. Arch. Augenheilk. **54**, 391-399 (1906).

BARKAN, G.: Das Kohlenoxydhämoglobin und das Problem der Kohlenoxydvergiftung. Hb. Physiol. **6**, **1**, 114-148 (1928).

BECKER, H.: Über Hirngefäßausschaltungen I. Dtsch. Z. Nervenheilkunde **161**, 407-445 (1949).

BEIGLBÖCK, W.: a) Lebercirrhose. Wiener klin. Wsch. **54**, Nr. 13 (1941).

— b) Der Kollaps und seine Formen, seine Folgen, seine Behandlung. Dtsch. med. Wschr. **67**, 1279, 1314 (1941).

BEIGLBÖCK, W. und BARTA: Ein Vorschlag zur Behandlung schwerer Lebergewebsschäden. Wiener Arch. inn. Med. **33**, 415-416 (1940).

BEIGLBÖCK und BERTSCHINGER: Über den Einfluß wasserlöslicher Vitamine auf die „seröse Entzündung". Klin. Wschr. **22**, 249-254 (1943).

BEIGLBÖCK und SPIESS-BERTSCHINGER: Zur biologischen und therapeutischen Bedeutung des Nicotinsäureamid. Z. klin. Med. **143**, 563-594 (1944).

BERNER, O.: a) Über kleine, aber tödlich verlaufende traumatische Gehirnblutungen, die sog. „Duretschen Läsionen". Eine rechtsmedizinische Studie. Virchows Arch. **277**, 368 (1929).

— b) Über Blutungen im hintersten Teil des Hirnstammes bei Vergiftungen und Entzündungen, verglichen mit solchen nach Trauma. Virchows Arch. **296**, 636 (1936).

— c) Über Blutungen im hintersten Teil des Hirnstammes bei plötzlichem Tod. Virchows Arch. **297**, 495 (1936).

BERNHARD, K.: Das Schicksal des Alkohols im Tierkörper. Z. physiol. Chem. **267**, 99-102 (1941).

BIELSCHOWSKY, M.: a) Pathologische Befunde bei Methylalkoholvergiftung. Neur. Zbl. **31**, 394 (1912).

— b) Einige Bemerkungen zur normalen und pathologischen Histologie des Schweif- und Linsenkernes. J. Psychol. **25**, 1-11 (1919).

BIELSCHOWSKY, M. und HALLERVORDEN: Symmetrische Einschmelzungsherde im Stirnhirn beim Wilson-Pseudosklerose-Komplex. J. Psychol. **42**, 177-209 (1931).

BILDSTEN, N. V.: Mikrobestimmung von Methylalkohol im Blute. Biochem. Z. **146**, 361 (1924).

BINGEL und HAMPEL: Spättod nach Erhängen. Beitr. z. Klinik und Anatomie der Kreislaufstörungen im Gehirn. Z. Neur. **149**, 640 (1939).

BIRCH-HIRSCHFELD, A.: a) Experimentelle Untersuchungen über die Pathogenese der Methylalkoholamblyopie. Arch. Ophth. **52**, 358 (1901).

— b) Zur Pathogenese der chronischen Nicotinamblyopie. Arch. Ophth. **53**, 78-112 (1902).

— c) Weiterer Beitrag zur Pathogenese der Alkoholamblyopie. Arch. Ophth. **54**, 68 (1902).

— d) Zum Kapitel der Intoxikationsamblyopien (Methylalkohol, Optochin, Granugenol). Z. Augenheilk. **35**, 1 (1916).

BODECHTEL, G.: a) Befunde am Zentralnervensystem bei Spätnarkosefällen und bei Todesfällen nach Lumbalanaesthesie. Z. Neur. **117**, 366 (1928).

— b) Der hypoglykämische Schock und seine Wirkung auf das ZNS, zugleich ein Beitrag zu seiner Pathogenese. Dtsch. Arch. klin. Med. **175**, 188 (1932).

BOEDLER, J.: Methanol. Fortschr. d. Heilst. Chemie 2. Abtlg. I/1, 184-209 (1930).

BÖMER, A. und WINDHAUSEN: Nachweis des Methylalkohols. Hb. d. Lebensmittelchemie. II/2, 990 (1935).

BONGERS, P.: Über die Ausscheidung körperfremder Stoffe in den Magen. Arch. f. exper. Path. **35**, 415-436 (1895).

BONHOEFFER, K.: Pathologisch-anatomische Untersuchungen an Alkoholdeliranten. Mschr. f. Psych. **5**, 265-284, 379-367 (1899).

BOORSMA, H. J., PRÊVOT und VEILLON: Die Vergärung von Glukose durch Plectridium tetani. Ref. Chem. Zbl. **111**, I, 3665 (1940).

BOSTROEM: Die Wilsonsche Krankheit und die Pseudosklerose. Hb. d. inn. Med. V/**1**, 676 (1939).

BRANDER, T.: Mikrocephalus und Tetraplegie bei einem Kind nach Kohlenoxydvergiftung der Mutter während der Schwangerschaft. Acta paediatr. **28**, Suppl. Nr. 1, 123-132 (1940). Ref. Zbl. Neur. **99**, 486 (1941).

BREITENECKER, L.: Zur Frage der Entstehung von Linsenkernerweichungen bei Kohlenoxydvergiftung. Dtsche Z. f. gerichtl. Med. **30**, 299 (1938).

BREYER, H.: Über die Einwirkung verschiedener einatomiger Alkohole auf das Flimmerepithel und die motorische Nervenfaser. Arch. Physiol. **99**, 481-512 (1903).

BROCKHAUS, H.: Die feinere Anatomie des Septum und des Striatum. Journ. f. Psych. **51**, 1-56 (1942).

BRUCKMOOSER, M.: Zur Therapie frischer Erblindungen infolge Methylalkoholvergiftung. Med. Klin. **43**, 203-204 (1948).

BRÜCKNER, H.: Über den gegenwärtigen Stand der Methylalkoholvergiftung. Zbl. Gewerbehygiene, Neue Folge **1**, 17 (1924).

BÜCHNER, F.: a) Strukturveränderungen durch allgemeinen Sauerstoffmangel, insbesondere bei der Höhenkrankheit. Luftfahrtmed. **6**, 281 (1941).

— b) Über die Veränderungen des Gehirns und seine Entwicklung nach allgemeinem Sauerstoffmangel. Nervenarzt **19**, 310-315 (1948).

BÜCHNER, F. und LUFT: Hypoxämische Veränderungen des ZNS im Tierexperiment. Beitr. path. Anat. **96**, 549 (1935).

Bürger: a) Blutungen in Brücke und verlängertem Mark, speziell im Vagusgebiet, bei Methylalkoholvergiftung des Menschen. Berl. klin. Wschr. **49**, 1705 (1912).

— b) Blutungen in Brücke und verlängertem Mark bei Methylalkoholvergiftung des Menschen. Neur. Zbl. **31**, 1055 (1912).

— c) Chronische Methylalkoholvergiftung. Neur. Zbl. **32**, 468 (1913).

Bürstenbinder, R.: Über die Giftwirkung des Methylalkohols. Pharmaz. **1**, 257-259 (1946).

Buscaino, V. M.: Neue Tatsachen über pathologische Histologie und Pathogenese der Dementia praecox, der Amentia und der extrapyramidalen Bewegungsstörungen. Schweiz. Arch. Neur. **14**, 210 (1924).

Büttner, G.: a) Branntweine. Hb. Lebensmittelchem. VII, 538 (1938).

— b) Vergällung. Hb. Lebensmittelchem. VII (1938).

Cajal, S. Ramon y: Beitrag zur Kenntnis der Neuroglia des Groß- und Kleinhirns bei der progressiven Paralyse. Z. Neur. **100**, 738-793 (1926).

Cammermeyer, J.: Über Gehirnveränderungen, entstanden unter Sakelscher Insulintherapie bei einem Schizophrenen. Z. Neur. **163**, 617 (1938).

Chew, W. B., Berger, Brines a. Capron: Alkali treatment of methyl alcohol poisoning. J. am. med. Ass. **130**, 61-64 (1946).

Coltescu, I. H., et al.: Beitrag zur Kenntnis der Zusammensetzung der Hybridenweine direkter Erzeugung. An. Inst. Cercetari agronom. Romanici **13**, 3-11 (1941). Ref. Chem. Zbl. **114/2**, 2218 (1943).

Cosgrove, K. W. und Mccall: Retrobulbäre Injektionen von Atropinsulfat gegen Opticusatrophie. Arch. Ophthalm. (Am.) **25**, 814-818 (1941). Ref. Mbl. Augenheilk. **109**, 142 (1943).

Crandall, L. A. und Weil: Pathology of central nervous system in diseases of the liver. Arch. of Neur. **29**, 1066 (1935).

Curschmann, F.: Kohlenoxyd- oder Methylalkoholvergiftung? Zbl. f. Gewerbehyg. **7**, 131 (1919).

Denigés, M. C.: Recherche de l'alcool méthylique en géneral el spécialement en présence de l'alcool éthylique. Compt. rend. acad. sc. **150**, 832-834 (1910).

Deutsch, H.: Ein Fall von symmetrischer Erweichung im Streifenhügel und im Linsenkern. Jb. Psychiatr. **37**, 237-254 (1917).

Dietrich, A.: Die Entstehung der Ringblutungen des Gehirns. Z. Neur. **68**, 351-368 (1921).

Dixon and Halliburton: The cerebro-spinal fluid. J. of Physiol. **48**, 128, 317 (1914).

Dixon, Th. F. and Meyer: Respiration of brain. Bioch. Journ. **30**, 1576-1582 (1936).

Döring, G.: a) Zur Histopathologie des Gehirns bei Spättod nach Erhängen und nach Carotisunterbindung. Virchows Arch. **296**, 666 (1935).

— b) „Trophik"-Studien. Dtsche. Z. Nervenheilk. **158**, 449-502 (1948).

Dotzauer, G.: Akute Methylalkoholvergiftungen mit symmetrischen Erbleichungen im Putamen. Ärztl. Wschr. **1/2**, 1015-1019 (1947).

Duret, M. H.: Notes sur la physiologie pathologique des traumatismes cerebraux. Gaz. med. Paris **48**, 599, 612, 624 (1877).

Ebach, K.: „Kornbranntwein", Methylalkoholgehalt und Alkoholgehalt von Spirituosen. Chemiker-Ztg. **68**, 155 (1944).

Edelmann: Ein Beitrag zur Vergiftung mit gasförmiger Blausäure, insbesondere zu den dabei auftretenden Gehirnveränderungen. Dtsche. Z. Nervenheilk. **72**, 259 (1921).

Eegriwe, E.: Zum Nachweis von Methylalkohol. Mikrochim. Acta **2**, 329-331 (1937).

Egg, Carla: Zur Kenntnis der Methylalkoholwirkung. Schweiz. med. Wschr. **8**, 5-7 (1927).

Eggleton, M. G.: The diuretic action of alcohol in man. J. Physiol. **101**, 172-191.

Ehrlich: Neuere Untersuchungen über den Eiweißstoffwechsel der Hefe- und Schimmelpilze. Z. f. angewandte Chemie **27**, 48.

Eicke, W. J.: Wilson-Pseudosklerose ohne Lebercirrhose. Arch. f. Psych. **114**, 214 (1941)

ELBEL, H.: Die wissenschaftlichen Grundlagen der Beurteilung von Blutalkoholbefunden. Leipzig (1937).

ELEONSKAJA, W.: Die anatomischen Veränderungen des Opticusapparates bei chronischer Vergiftung mit Holzgeist enthaltenden Flüssigkeiten. Russ. oftalm.-zurn. **4**, 40 (1925). Ref. Zbl. Neur. **42**, 379 (1926).

ELO, O.: Über die zentralen Blutungen im Gehirn bei Verletzungen des Kopfes durch stumpfe Gewalt. Acta. Soc. med. fenn. Duostecim. **30**, 60–70 (1941). Ref. Zbl. Neur. **101**, 573 (1942).

EPPINGER, H.: a) Die Leberkrankheiten. Wien: Springer (1937).

— b) Über die Ansicht WAGNER-JAUREGGs, daß gewisse akute Psychosen auf einer gastrointestinalen Autointoxikation beruhen dürften. Wr. kl. Wschr. **53**, 372 (1940).

— c) Die Permeabilitätspathologie als die Lehre vom Krankheitsbeginn. Wien: Springer (1949).

EPPINGER, KAUNITZ und POPPER: Die seröse Entzündung. Wien: Springer (1935).

FELLENBERG, TH., v.: a) Über den Nachweis und die Bestimmung des Methylalkohols, sein Vorkommen in verschiedenen Nahrungsmitteln und das Verhalten der methylalkoholhaltigen Nahrungsmittel im Organismus. Bioch. Z. **85**, 45 (1917).

— b) Z. Unters. Lebensmittel **74**, 485–487 (1937).

FLANZY, M.: a) Presence de l'alcool methylique dans les alcools de vin, de marc et de fruit. Cpt. rend. acad. sc. **198**, 2020–2022 (1934).

— b) Gegenwart von Methylalkohol in Blättern und die Beziehungen zwischen ihm und dem Blattgrün. Ref. Chem. Zbl. **107**, I, 3351 (1936).

FLECKENSTEIN, A.: Beitrag zum Mechanismus der experimentellen serösen Entzündung durch Allylformiatvergiftung. Arch. exp. Pathol. **200**, 151–170 (1944).

FLURY, F. und WIRTH, W.: Methylalkohol und giftige Methylverbindungen. Arch. Gewerbepath. **7**, 221–226 (1936).

FOERSTER, R.: a) Über die Wirkung des Methylalkohols. Münch. med. Wschr. **59**, 248 (1912).

— b) Zur Differentialdiagnostik und Therapie der Methylalkoholvergiftung. Münch. med. Wschr. **59**, 862 (1912).

FRAENKEL, P.: Die anatomischen Befunde bei den Vergifteten des Berliner Asyls für Obdachlose. Berl. klin. Wschr. **49**, 95 (1912).

FRANCESCHI: XI. internat. Kongreß f. Pharmazie 1913 im Haag. Zit. b. POHL (1929) u. a. a. O.

FRIEDENWALD: The newer pathologie of the retina, etc., changes produced by certain toxic agents. Ophth. Rec. (1901); Zit. nach SATTLER.

FRIEDMAN, B.: Tiefe Exkavation der Papille bei Opticusatrophie infolge Methylalkoholvergiftung. Arch. of Ophthalm. **26**, 6–11 (1941). Ref. Zbl. Neur. **102**, 242 (1942).

FRIEDMANN, M.: Über eine besonders schwere Form von Folgezuständen nach Gehirnerschütterung und über den vasomotorischen Symptomenkomplex bei derselben im allgemeinen. Arch. Psych. **23**, 230–267 (1892).

FÜHNER: Pharmakologische Studien an Seeigeleiern. Der Wirkungsgrad der Alkohole. A. f. exp. Path. u. Pharm. **52**, 69–85 (1905).

FUJIWARA: Über die Frage der Bildung von Kohlenoxydhämoglobin bei Methylalkoholvergiftung. Vierteljahrsschr. gerichtl. Med. 3. F. **62**, 215 (1921).

FURUKAWA, M.: Ein Beitrag zur Histopathologie und Pathogenese der Gehirnveränderungen beim Spättod nach Erhängen. Psychiatr. et Neur. japonica **41**, 1133 (1937). Ref. Zbl. Neur. **90**, 308 (1938).

GAERTNER, H.: Beitrag zur Kenntnis der Pektine, insbesondere des Methylalkohols im Pektin. Zbl. f. Zuckerind. **28**, 781–784. Ref. Chem. Zbl. **91/3**, 419 (1920).

GAMPER, E.: Zur Frage der Polioencephalitis hämorrhagica der chronischen Alkoholiker. Dtsche. Z. Nervenheilk. **102**, 122–129 (1928).

GAMPER und STIEFLER: Klinisches Bild und anatomischer Befund nach Drosselung. Ein Beitrag zur Frage der örtlichen Vulnerabilität. Arch. Psych. **106**, 744 (1937).

GASTEIGER, H.: Über den Einfluß des Krieges auf die Augenkrankheiten der Heimat. Ärztliche Wschr. **1**, 364, 401 (1946).

GENUIT, H.: Vergleichende Untersuchungen über die temperatursenkende und gefäßlähmende Eigenschaft verschiedener Alkohole. Arch. exp. Path. **195**, 505 (1940).

GIFFORD: Ophth. Record VIII (1899) S. 441, zit. bei HIRSCHBERG.

GOLDFLAM, S.: Zur Kenntnis der Erblindung nach Methylalkoholgenuß. Mbl. Augenheilk. **64**, 684–693 (1920).

GOODMAN, L. und GILMAN: The Pharmacological Basis of the Therapeutics. New York, Mcmillan, 1941.

GULDBERG, G.: Über Alkoholbestimmungen bei gerichtsärztlichen Obduktionen. Dtsche. Z. gerichtl. Med. **30**, 101–110 (1938).

GRÓSZ, E., v.: Über Sehnervenschwund, verursacht durch Methylalkoholvergiftung. Bericht über die 36. Versammlung d. ophth. Ges. Heidelberg 1910, S. 118, zit. bei PICK und BIELSCHOWSKY.

GROSZFELD, J.: Branntweine und Liköre (Untersuchungsverfahren). Chem. techn. Unters.-Methoden. Erg.-Werk. z. 8. Aufl. III, 28–43 (1940).

HAGGARD, H. W. a. GREENBERG: Studies in the absorption, distribution and elimination of alcohol IV. The elimination of methylalcohol. J. Pharmacol. **66**, 479–486 (1939).

HAILE, H.: Analyse des Vorganges der Methylalkoholvergiftung auf Grund des pathologisch-anatomischen Bildes. Dtsche. Z. gerichtl. Med. **39**, 296–308 (1949).

HALLERVORDEN, J.: Über eine Kohlenoxydvergiftung im Fetalleben mit Entwicklungsstörung der Hirnrinde. Allg. Z. Psychiatr. **124**, 289–298 (1949).

HANSEN, R.: Fett- und Lipoidablagerungen in der Leber. Hb. path. Anat. **5**, 149 (1930).

HARBITZ, F.: Über traumatische tödliche Hirnaffektionen, insbesondere die Bernerschen Blutungen im verlängerten Mark. Nord. med. Tskr. (schwd.) 1939, 34–41. Ref. Zbl. Neur. **97**, 104 (1940).

HARGER, R. N., HUPIEU und LAMB: The speed with which various parts of the body reach equilibrium in the storage of ethyl alcohol. J. biol. chem. **120**, 689–704 (1937).

HARGER, R. N., JOHNSON und BRIDWELL: Detection and Estimation of Methanol, with Results in Human Cases of Methanol Poisoning. J. biol. chem. **123**, Proceedings 50–51 (1938).

HARNACK, E.: a) Die akute Erblindung durch Methylalkohol und andere Gifte. Münchn. med. Wschr. **59**, 1941 (1912).

— b) Über die Giftigkeit des Methylalkohols. Dtsche med. Wschr. **38**, 358 (1912).

HARROP, G. A. a. BENEDICT: Acut Methyl Alcohol Poisoning associated with acidosis. J. am. med. ass. **74**, 25–27 (1920).

HARTER, L.: Über Zirkulationsstörungen des ZNS bei experimenteller Fett- und Luftembolie. Virchows Arch. **314**, 213 (1947).

HARTWIG, W.: Die Verteilung und Verbrennung des Alkohols bei intravenöser Dauerinfusion. Diss. 1938, Göttingen.

HASKELL, C. C., HILEMAN u. GARDNER: The significance of the acidosis of Methylalcohol Poisoning. Arch. of Int. med. **27**, 71–81 (1921).

HECKSTEDEN, W.: Der Einfluß von Schädeltraumen auf die Alkoholverbrennung. Dtsche. Z. f. gerichtl. Med. **30**, 90–100 (1938).

HECKSTEDEN und FEHLER: Über den Einfluß körperlicher Arbeit auf die Geschwindigkeit der Umsetzung von Alkohol im menschlichen Körper. Dtsche. Z. gerichtl. Med. **36**, 311–318 (1942).

HEINE, F.: Über Elektrokardiogrammveränderungen nach Methylalkoholvergiftung. Dtsche. med. Wschr. **72**, 575 (1947).

HELMKE, K.: Untersuchungen über den Blut- und Flüssigkeitsgehalt der Milz und zur Frage des Milzödems. Virchows Arch. **295**, 86 (1935).

HERZAU, W.: Mbl. Augenheilk. **113**, 183 (1948).

HERZOG, G.: Verb. dtsch. path. Ges. **26**, 9 (1931).

HESSE, ERICH: Beitrag zur Therapie der Methylalkoholamblyopie. Z. Augenheilk. **89**, 51-57 (1936).

HESSE, E.: Angewandte Pharmakologie. Berlin: Urban u. Schwarzenberg (1947).

HESSE, W.: Untersuchungen über das Bild der vakuoligen Degeneration in der Leber am menschlichen Sektionsgut. Beitr. path. Anat. **107**, 173 (1941).

HILLER, F.: Über die krankhaften Veränderungen im ZNS nach Kohlenoxydvergiftung. Z. Neur. **93**, 594 (1924).

HIRSCHBERG, J.: Über Methylschnapsvergiftung. Bln. kl. Wschr. **49**, 247 (1912). Hier weitere Literaturangaben über ältere, insbesondere amerikanische Kasuistik.

HÖCKENDORF, P.: Über den Einfluß einiger Alkohole, Oxy- und Aminosäuren der aliphatischen Reihe auf die Zucker- und Stickstoffausscheidung beim Phlorizindiabetes des Hundes. Biochem. Z. **23**, 281-303 (1910).

HOLDEN, A.: Die Pathologie der nach profusen Blutungen sowie der nach Einverleibung von Methylalkohol auftretenden Amblyopie nebst Bemerkungen über die Pathogenese der Opticusatrophie im allgemeinen. Ref. Arch. Augenheilk. **40**, 351 (1900).

HOFFMANN und HABERDA: Lehrbuch der gerichtlichen Medizin. 11. Aufl. Wien: Urban u. Schwarzenberg (1927).

HUMPERDINCK, K.: Zur Frage der chronischen Giftwirkung von Methanoldämpfen. Arch. Gewerbepath. **10**, 569 (1941).

IGERSHEIMER und VERZÁR: Zur Pathogenese der Methylalkohol- und Atoxylamblyopie. Arch. Augenheilk. **75**, 27 (1913).

ISHIWARA, FUSAO: Bakterizide Kraft und chemische Struktur. Z. Immunitätsforschung **40**, 429-452 (1924).

JABUREK, L.: Über das Gewebslückensystem des Großhirns und seine Bedeutung für die Ausbreitung verschiedener pathologischer Prozesse. Arch. Psych. **105**, 121-161 (1936).

JACOB, H.: a) Über die diffuse Markdestruktion im Gefolge des Hirnödems. Z. Neur. **168**, 382 (1939).

— b) Über die Hirnschäden bei Icterus neonatorum gravis. Z. Neur. **180**, 1-22 (1948).

JAFFÉ und STERNBERG: Kriegspathologische Erfahrungen. Virchows Arch. **231**, 346 (1921).

JAHN: Neue Erkenntnisse über den Leberstoffwechsel bei konstitutionellen und zentralnervösen Krankheiten. Kl. Wschr. **18**, 410 (1939).

JAKOB, A.: Experimentelle Untersuchungen über die traumatischen Schädigungen des ZNS. NISSL und ALZHEIMERS Arb. **5**, 182-358 (1912).

JANSCH, H.: a) I. Über die Bestimmung von Methylalkohol in Leichenteilen in forensischen Fällen.
II. Über das Vorkommen des Methylalkohols im menschlichen Organismus. Vierteljahrsschr. gerichtl. Med. 3. Folge **62**, 1 (1921).

— b) Zur Kenntnis gerichtlich-chemischer Untersuchungen. Beitr. gerichtl. Med. **4**, 55 (1922).

JANSEN, J.: Über Hirnveränderungen bei Holzgeistvergiftungen. Acta Path. Scandinavica. Supp. **16**, 146-153 (1936).

JANZ, H. W.: Über zentralnervöse Reaktionen bei akuten Hypoxämien. Fortschr. d. Neur. **XV**, 163 (1943).

JOFFROY et SERVEAUX: Arch. d. Méd. expérim. VIII (1896). Zit. bei RÜHLE (b).

JOURNAL of the amer. med. assoc. **97**, 1710-1711 (1931): More about the menace of methyl alcohol.

JUNGMICHEL: Alkoholbestimmung im Blut. Heymann (1933).

JUNGMICHEL und MÜLLER: Alkoholresorption und Alkoholverbrennung bei Schädeltraumen. Dtsche. Z. gerichtl. Med. **28**, 75 (1936).

KALBFLEISCH, H.: Wandlungen in den Grundlagen der Pathologie. Das dtsche. Gesundh.-Wesen Juni 1947, S. 372.

KANITZ, H. R.: Die Unspezifität der Blutalkoholbestimmung nach WIDMARK in ihrer Anwendung auf den Nachweis und das Verhalten von Estern im Blut. Z. Unters. Lebensmittel **78**, 434–448 (1939).

KANITZ, H. R. und SELLSCHOPP: Die alimentäre Essigesterkurve im Blut, ihre Beeinflussung durch Hormone, durch Hormone und Glucose und durch Genußgifte. Z. Unters. Lebensmittel **79**, 100–112 (1940).

KANT, F.: Die Pseudoencephalitis Wernicke der Alkoholiker. Arch. Psychiatr. **98**, 702–768 (1933).

KASASS: Über Veränderungen in Netzhaut und Sehnerv bei Vergiftung durch Methylalkohol. Klin. Mbl. Augenheilk. **51**, 844 (1913).

KEESER, E.: Ätiologie und therapeutische Beeinflußbarkeit der spezifischen toxischen Wirkungen des Methylalkohols. Arch. exp. Path. **160**, 687 (1931).

KEESER und VINCKE: Über die Bildung von Formaldehyd beim Abbau des Methylalkohols. Klin. Wschr. **19**, 583–585 (1940).

KEFERSTEIN: Zit. bei BERNER (b).

KEHRER, F.: Zur Ätiologie und Nosologie der Pseudosklerose Westphal-Wilson. Z. Neur. **129**, 488–542 (1930).

KLAUER, H.: Zum Nachweis der Methylalkoholvergiftung. Dtsche. Z. gerichtl. Med. **30**, 280 (1938).

KLEBS: Über die Wirkung des Kohlenoxyds auf den tierischen Organismus. Virchows Arch. **32**, 450–517 (1865).

KOCHMANN, M.: a) Alkohol. Hb. d. exp. Pharm. I, 262–388 (1923).

— b) Wirkung der Narkotika aus der Alkoholreihe (Theorie der Narkose). Hb. d. exp. Pharm. I, 449–469 (1923).

KOLISKO, A.: Die symmetrische Encephalomalacie in den Linsenkernen nach Kohlenoxyd-Gasvergiftung. Beitr. gerichtl. Med. **2**, 1 (1914).

KOLTHOFF, I. M.: Der Nachweis von Methylalkohol in äthylalkoholischen Flüssigkeiten. Pharm. Weekbl. **59**, 1268–1274 (1922). Ref. Chem. Zbl. **94/2**, 267 (1923).

KRÜCKE, W.: Über die Fettembolie des Gehirns nach Flugunfällen. Virchows Arch. **315**, 481 (1948).

KUHNT, H.: Zur Kenntnis der akuten Methylalkohol-Intoxikation. Z. Augenheilk. **1**, 38–43 (1899).

LANCET (1946), 504 u. 505: Methylalkoholvergiftung. Ref. Dtsche. med.Wschr. **72**, 591 (1947).

LANGE, C., de: Klinische und pathologisch-anatomische Beobachtungen über Kinder mit extrapyramidalen Bewegungsstörungen. Dtsche Z. Nervenheilk. **121**, 51 (1931).

LANGE, F.: Gedanken über die Lehre G. Rickers und A. D. Speranskys. Dtsche. med. Wschr. **74**, 8–10 (1949).

LANGGAARD, A.: Die Giftigkeit des Methylalkohols und Äthylalkohols. Berl. kl. Wschr. **49**, 1704 (1912).

LEEMANN und PICHLER: Über den Laktoflavingehalt des ZNS und seine Bedeutung. Arch. Psych. **114**, 265–289 (1942).

LENZ, M.: Hirnveränderungen nach einem zehn Monate vor dem Tode vorgenommenen Erwürgungsversuch. Diss. Bln. 1940.

LEO, H.: a) Über das Wesen der Methylalkoholvergiftung. Dtsche. med. Wschr. **51**, 1062 (1925).

— b) Über chronische Methylalkoholvergiftung. Biochem. Z. **191**, 423 (1927).

LEWIN, A.: a) Die Kohlenoxydvergiftung. Berlin: Springer (1920).

— b) Gifte und Vergiftungen. Berlin: Stilke (1929).

LINCK, K.: Blut-, Urin- und Liquor-Alkohol-Kurve bei akuter Alkoholvergiftung. Dtsch. Z. gerichtl. Med. **39**, 514-517 (1949).

LISSAUER, M.: Experimentelle Leberzirrhose nach chronischer Alkoholvergiftung. Dtsche. med. Wschr. **39**, 18 (1913).

LÖWENTHAL, H.: Erblindung durch Vergiftung mit Methylalkohol. Mbl. Augheilk. **45**, 235 u. 236 (1907).

LUBARSCH, O.: a) Über die pathologischen Ablagerungen, Speicherungen und Ausscheidungen in den Nieren. Hb. path. Anat. VI, **1**, 525 (1925).

— b) Über Leberzirrhose, insbesondere die Pigmentzirrhose. Dtsche. med. Wschr. **55**/II, 1749-174951 (1929).

MANZ, R.: Blutalkohol und Magenkrankheiten. Dtsch. Z. gerichtl. Med. **38**, 208-243 (1944).

MARESCH, R.: Über einen Fall von Kohlenoxydschädigung des Kindes in der Gebärmutter. Wien. med. Wschr. **79**, 454-456 (1929).

MEIXNER, K.: Besondere Hirnbefunde bei Kohlenoxydvergiftungen. Beitr. gerichtl. Med. VI, **55** (1924).

MENNE, F. R.: Acute methyl alcohol poisoning. Arch. of Path. **26**, 77-92 (1938). Ref. Dtsche. Z. gerichtl. Med. **30**, 371 u. 372 (1938).

MERK, R.: Die morphologischen Veränderungen des ZNS im kurzfristigen Unterdruckversuch. Arch. f. Psych. **111**, 160 (1939).

MEYER, A.: a) Über die Wirkung der Kohlenoxydvergiftung auf das ZNS. Z. Neur. **100**, 201 (1925).

— b) Über das Verhalten des Hemisphärenmarks bei der menschlichen Kohlenoxydvergiftung. Z. Neur. **112**, 172 (1927).

— c) Experimentelle Erfahrungen über die Kohlenoxydvergiftung des ZNS. Z. Neur. **112**, 187 (1927).

— d) Experimentelle Vergiftungsstudien. Z. Neur. **139**, 420 (1931).

— e) Über Gehirnveränderungen bei experimenteller Blausäurevergiftung. Z. Neur. **143**, 333 (1932).

— f) Zur Frage der elektiven Pallidumerscheinung. Allg. Z. Psychiatr. **99**, 250-251 (1933).

MEYER und BLUME: Folgeerscheinungen der Narkose am ZNS. Z. Neur. **149**, 678 (1933).

MEYER, F. O. W.: Die Giftwirkung des Methylalkohols in kosmetischen Erzeugnissen. Pharmazie **2**, 208-210 (1947).

MEYER, J.-E.: Über mechanische Lageveränderungen der Purkinjezellen der Kleinhirnrinde. Arch. Psychiatr. **181**, 736-749 (1949).

MOGINITZKIE: Zur pathologischen Anatomie des vegetativen Nervensystems bei Vergiftung durch Methylalkohol. Dtsche. Z. gerichtl. Med. **9**, 302 (1927).

MOHLER und HÄMMERLE: Unterscheidungen des Kirschwassers von seinen Verfälschungen. Mitt. Gebiete Lebensunters. Hyg. **30**, 284 (1939 Zürich). Ref. Chem. Zbl. **111**, I, 3333 (1940).

MÖNCKEBERG, I. G.: Die Erkrankungen des Myocards und des spezifischen Muskelsystems. Hb. path. Anat. II, 290 (1924).

MONTAG, C.: Über die Erfahrungen mit Erythroltetranitrat bei Sehstörungen nach Methylalkoholvergiftungen. Ärztl. Wschr. **3**, 152 (1948).

MÜLLER, E.: Über den Ameisensäuregehalt im Urin von Gesunden und Kranken und seine Bedeutung für die forensische Feststellung der Methylalkoholvergiftung. Diss. Halle-Wittenberg 1939. Ref. Dtsche. Z. gerichtl. Med. **33**, 322 (1940).

MÜLLER, H.: Gedanken zur Ätiologie der Lebercirrhose. Dtsche. med. Wschr. **72**, 192 (1947).

NEIDING, M., GOLDENBERG und BLANK: Die Neurologie der akuten Methylalkoholvergiftung. Arch. f. Psych. **96**, 24 (1932).

NEUBERG und OTTENSTEIN: Übertritt von Methylalkohol in den Tabakrauch. Biochem. Z. **188**, 217 (1927).

NEUBURGER, F.: Fall einer intrauterinen Hirnschädigung nach Leuchtgasvergiftung der Mutter. Beitr. gerichtl. Med. **13**, 85-95 (1935).

NICLOUX et PLACET: Nouvelles recherches sur la toxicité, l'elimination, la transformation dans l'organisme de l'alcool méthylique. Journ. de phys. **14**, 916-931 (1912).

NORDMANN: Referat über die Spontanblutungen im menschlichen Gehirn. 29. Tagung d. dtschen path. Ges. Breslau (1936) S. 11.

OELLER, H.: Pathologisch-anatomische Studien zur Frage der Entstehung und Heilung der Hirnblutungen und über ihre Stellung zur „hämorrhagischen Encephalitis". Dtsche. Z. Nervenheilk. **47**, 504-588 (1913).

OLOW, J.: Studien über die Umsetzungsgeschwindigkeit des Äthylalkohols beim Kaninchen. Biochem. Z. 148, 433 (1924).

ORTHNER, H.: Zur pathologischen Anatomie des Herpes zoster. Dtsche. Z. Nervenheilk. **160**, 251-284 (1949).

OPITZ, E.: Über die Sauerstoffversorgung des ZNS. Naturwissenschaften **35**, 80-88 (1948).

OVERHOF, K.: Über das Vorkommen symmetrischer Gehirnerweichungsherde bei sekundärer Blutarmut. Virchows Arch. **287**, 784-789 (1933).

PANTALEONI, M.: Methyl-and Ethyl Alcohols. Ann. d'ig. **37**, 537 (1927). Zit. nach SOLLMANN (1948).

PASS, K. E.: Das Syndrom der Liquor-Hypotension nach gedeckten Hirnverletzungen. Dtsche. Z. Nervenheilk. **158**, 503-524 (1948).

PENFIELD, W.: Intracerebral vascular nerves. Arch. of Neur. **27**, 30 (1931).

PENTSCHEW, A.: Encephalopathia posticterica infantum. Z. Neur. **180**, 118-201 (1948).

PETERS und SPATZ: Im Erscheinen begriffen.

PETERS und SELBACH: Über die Neutralisationsfähigkeit des Hirngewebes und ihre Beziehungen zu den histopathologischen Veränderungen nach experimentellen Hirnkontusionen. Arch. Psych. **116**, 531 (1943).

PETRI, E.: Vergiftungen. Hb. path. Anat. X (1930).

PICHOTKA: Tierexperimentelle Untersuchungen zur pathologischen Histologie des akuten Höhentodes. Beitr. path. Anat. **107**, 117 (1941).

PIINCUS: Zur Behandlung der Methylalkoholvergiftung mit Lumbalpunktionen. Klin. Mbl. Augenheilk. **65**, 595 (1920).

PICK, L.: Diskussion zu STADELMANN und MAGNUS-LEVY. Berl. kl. Wschr. **49**, 177 (1912).

PICK und BIELSCHOWSKY: Über histologische Befunde im Auge und im ZNS des Menschen bei akuter tödlicher Methylalkoholvergiftung. Berl. kl. Wschr. **49**, 888 (1912).

POHL, J.: a) Über die Oxydation des Methyl- und Äthylalkohols im Tierkörper. Arch. für exp. Path. **31**, 281-302 (1893).

— b) Versuche zur Entgiftung des Methylalkohols. Arch. exp. Path. **83**, 204 (1918).

— c) Zur Kenntnis des Methylalkohol- und Isopropylalkoholschicksals. Biochem. Z. **127**, 66 (1922).

— d) Methylalkohol. Lehrb. f. Toxikologie v. STARKENSTEIN, ROST und POHL. S. 284 (1929).

POLLAK, E.: Zur Frage der Beziehungen von Leber- und Gehirnerkrankungen. Arb. neur. Inst. Wien, **30**, 148-162 (1928).

PRAGER und JACOBSON: Methanol, Vorkommen und Bildung. Beilsteins Handbuch d. organ. Chemie **1**, 273 (1918).

QUASTEL, J. H.: Respiration in the central nervous system. Physiol. Reviews **19**, 135-183 (1939).

RABINOWITCH, M.: Biochemical studies in a fatal case of Methylalcohol Poisoning. Arch. of int. med. **29**, 821 (1922).

REIF, G.: a) Über die Giftigkeit des Methylalkohols. Dtsche. med. Wschr. **49**, 183 (1923).
— b) (1927) Zit. bei BÜTTNER (a).

REIN, H.: Physiologische Beziehungen zwischen der Leber und dem Energiestoffwechsel des Herzens. Klin. Wschr. **21**, 873–877 (1942).

REZNIKOW, KEVORKJAN, KAZAKEVIC und SOSNOVIK: Zur Klinik, Pathogenese und Therapie der akuten Methylalkoholvergiftung. Arb. Forsch. Inst. Arbeitshyg. etc. Obuch, Moskau 158 (1940) Ref. Zbl. Neur. **103**, 365 (1943).

RIBBERT: Beiträge zur pathologischen Anatomie des Herzens. Virchows Arch. **147**, 193–217 (1897).

RICHARDSON: Med. Times a Gaz. (1869) II, 703, Dez. Zit. b. FÜHNER (1905).

RICHTER, F.: Vorkommen und Bildung des Methanols. BEILSTEINS Hb. d. organ. Chemie. 1. Erg. Werk. **1**, 132 (1928).

RICKER, G.: a) Die Entstehung der pathologisch-anatomischen Befunde nach Hirnerschütterung in Abhängigkeit vom Gefäßnervensystem des Hirns. Virchows Arch. **226**, 180–212 (1919).
— b) Pathologie als Naturwissenschaft. Relationspathologie. Berlin: Springer (1924).

RICKER und REGENDANZ: Beiträge zur Kenntnis der örtlichen Kreislaufstörungen. Virchows Arch. **231**, 1.

RISEL: Akute Methylalkoholvergiftung durch Genuß von Brennspiritus als Ersatz für Schnaps. Dtsch. med. Wschr. **64/1**, 112 (1920).

RODENACKER, G.: Die chemischen Gewerbekrankheiten und ihre Behandlung. 2. Aufl. Arbeitsmedizin, H. **12**, Barth, Leipzig 1942.

ROE, O.: a) Clinical Investigations of Methylalcohol Poisoning. Act. med. scand. **113**, 558–608 (1943).
— b) Methanol Poisoning. Its clinical Course, Pathogenesis and Treatment. Acta med. scand. Suppl. **182**, Oslo 1946.
— c) Methanol Poisoning. Bull. Schweiz. Akad. med. Wiss. **3**, 204–210 (1948).

ROEDER, F.: a) Untersuchungen über den Übergang markierter Phosphate in das Nervensystem. Naturwissenschaften **33**, 111 (1946).
— b) 32 P. im Nervensystem. Göttingen: Muster-Schmidt (1948).

RÖNNE, H.: Die Erkrankungen der Pupille und des Opticus bis zum Chiasma. Hb. d. Ophthal. **5**, 615–756 (1930).

ROSE, M.: Anatomie des Großhirns. Hb. Neur. I, 541–587 (1935).

RÖSSLE, R.: a) Das Verhalten der Milz nach Blutungen. Verhandlungen dtsche. path. Ges. **23**, 89–97 (1928).
— b) Entzündungen der Leber. Hb. path. Anat. V, **1**, 243–505 (1930).

RÖSSLE und ROULET: Maß und Zahl in der Pathologie. Berlin: Springer (1932).

ROST und BRAUN: Zur Pharmakologie der niederen Glieder der einwertigen aliphatischen Alkohole. Arbeiten a. d. Reichsgesundheitsamt **57**, 580 (1926).

ROSTEDT, R.: Über Sehstörungen bei Holzspritvergiftungen. Finska läkaresüllskapets handlingar **63**, 113 (1921), ref. Zbl. Neur. **27**, 51 (1922).

ROTTER, R.: Organischer Hirnprozeß als Spätfolge von Gehirnerschütterung. Z. Neur. **119**, 97 (1928).

ROTTER, W.: Über hypoxämische Veränderungen des ZNS unter Sauerstoffmangelatmung bei normalem Luftdruck. Beitr. path. Anat. **101**, 23 (1937).

RÜDIGER, M.: Branntweine und Liköre. Berl-Lunge, chemisch-techn. Unters.-Methoden **5**, 184–212 (1934).

RÜHLE, A.: a) Zur Frage der Methylalkoholvergiftung. Berl. kl. Wschr. **49**, 2128 (1912).
— b) Tierexperimentelle Befunde im ZNS nach Methylalkoholvergiftung. Münch. med. Wschr. **59**, 964 (1912).

SALTYKOW: Experimentelle Forschung über die pathologische Anatomie des Alcoholismus chronicus. Zbl. Path. **22**, 845–880 (1911).

SATTLER, C. H.: Augenveränderungen bei Intoxikationen. Hb. Ophth. **7**, 229-290 (1932).

SCHALTENBRAND und WÖRDENHOFF: Ein einfaches Verfahren zur Bestimmung der Liquorproduktion und Liquorresorption in der Klinik. Nervenarzt **10**, 458-463 (1947).

SCHANZ: Wirkungen des Lichts bei den toxischen Amblyopien. Z. Augenheilk. **43**, 73 (1920).

SCHARRER, E.: The functional significance of the capillary bed in the brain of the opossum. Anat. Rec. **75**, 319-340 (1939).

SCHARRER, E. u. SINDEN: A contricution to the „Chemoarchitectonics" of the optic tectum of the brain of the pigeon. J. comp. Neu rol. **91**, 331-336 (1949).

SCHEINKER, J.: Zur Histopathologie des Hirnödems und der Hirnschwellung bei Tumoren des Gehirns. Dtsche. Z. Nervenheilk. **147**, 137 (1938).

SCHERER, E.: Symmetrische Erweichungsherde im Globus pallidus bei sekundärer Anämie. Z. Neur. **150**, 632-639 (1939).

SCHERER, H. J.: Zur Frage der Beziehungen zwischen Leber und Gehirnveränderungen. Virchows Arch. **288**, 333-345 (1933).

SCHEUNEMANN, B.: Methylalkoholvergiftungen. Pharmaz. **3**, 497-498 (1948).

SCHIECK, F.: a) Zur Frage der Schädigung des Auges durch Methylalkohol. Z. Augenheilk. **48**, 187 (1922). Ref. Zbl. Neur. **31**, 47 (1923).

— b) Netzhaut. Hb. path. Anat. XI, **1**, 578 (1928).

SCHINDLER, H.: Bericht über eine neue, mehrfach mit Erfolg angewandte Behandlungsmethode bei Methylalkoholvergiftungen mit Sehnervenschwund. Klin. Mbl. Augenheilk. **110**, 584-589 (1944).

SCHMAUS und ALBRECHT: a) Über Karyorrhexis. Virchows Archiv **138**, Suppl. H., 1-80 (1894).

— b) Nekrose und Nekrobiose. Erg. Path. **2**, 137-149 (1894).

SCHMIDT, G.: Zur Klinik der akuten Methylalkoholvergiftung. Dtsche med. Wschr. **71**, 61 (1946).

SCHMIDT, M. B.: Über Gehirnpurpura und hämorrhagische Encephalitis. Beitr. path. Anat. Suppl. **7**, 419-455 (1905).

SCHMIEDEBERG, O.: Über Methylalkoholvergiftung. Therap. Monatsh. **26**, 329-331 (1912).

SCHMITZ, E.: Der Harn. Physiologische Eigenschaften und chemische Zusammensetzung. Hb. Physiol. **4**, 233-307 (1929).

SCHMORL: Gehirn bei Blausäurevergiftung. Münchn. med. Wschr. **67**, 913 (1919).

SCHNEIDER, E.: Methylalkoholvergiftung. Kriminalistik **19**, 9-12 (1945).

SCHNEIDER, Ph.: Symmetrische Linsenkernblutungen bei Schädeltrauma. Beitr. gerichtl. Med. **13**, 104 (1933).

SCHOLZ, W.: Über den Einfluß chronischen Sauerstoffmangels auf das menschliche Gehirn. Z. Neur. **171**, 426 (1941).

SCHÖNHEIMER und OSHIMA: Z. physiol. Chemie (1929), 180 u. 252. Zit. bei LUBARSCH (1929).

SCHRÖDER, P.: Zur Lehre von der hämorrhagischen Polioencephalitis superior (WERNICKE). Histol. u. histol. path. Arb. (NISSL) II, 145-172 (1908).

SCHÜRMANN und Mc MAHON: Die maligne Nephrosklerose, zugleich ein Beitrag zur Frage der Bedeutung der Blutgewebsschranke. Virchows Arch. **291**, 47 (1933).

SCHWARTZ, PH.: Erkrankungen des ZNS nach traumatischer Geburtsschädigung. Z. Neur. **90**, 263 (1924).

SCHWARTZ, PH., und COHN: Eigenschaften der Ausdehnung anatomischer Erkrankungen im ZNS. Z. Neur. **126**, 1-93 (1930).

SCHWARZMANN, A.: Chronische Methylalkoholvergiftung durch Einatmen von methylalkohaltigen Formaldehyddämpfen. Samml. Vergiftungsfäll. **5**, 129-134 (1934).

SCOTT, HELZ und MCCORD: Die Histopathologie der Mehylalkoholvergiftung. A. J. clin. Path. **3**, 311 (1933). Ref. Zbl. Neur. **69**, 510 (1934).

SIEBER, Th.: Über zerebrale Herdsymptome bei Blutkrankheiten. Diss. Erlangen (1931). Ref. Zbl. Neur. **65**, 554 (1933).

SIEFERT: Zur Anatomie der polyneuritischen Psychose. Zbl. Neur. **19**, 1134 (1900).

SIMON, I.: Nuove vedute sulla causa della tossicita dell' alcool metilico. Boll. Soc. ital. Biol. sper. **8**, 1376–1379 (1933). Ref. D. Z. gerichtl. Med. **23**, 395 (1934).

SOLLMANN, T.: a) Studies of chronic intoxication on albino rats. II. Alcohols (ethyl, methyl and „wood") and acetone. J. Pharm. exp. Th. **16**, 291–309 (1920).

— b) Pharmacology. Sanders, Philadelphia (1948).

SPATZ, H.: a) Über die Vorgänge nach experimenteller Rückenmarksdurchtrennung mit besonderer Berücksichtigung der Unterschiede der Reaktionsweise des reifen und des unreifen Gewebes. NISSL-ALZHEIMERS Arbeiten. Erg. Bd. 50–367 (1921).

— b) Über den Eisennachweis im Gehirn, besonders in Zentren des extrapyramidal-motorischen Systems. Z. Neur. **77**, 261 (1921).

— c) Über Stoffwechseleigentümlichkeiten in den Stammganglien. Z. Neur. **78**, 641–648 (1922).

— d) Über Säurebildung bei Formolfixierung. Verhandlg. dtsche. path. Ges .**19**, 222 (1923).

— e) Die Bedeutung der „symptomatischen" Hirnschwellung für die Hirntumoren und für andere raumbeengende Prozesse in der Schädelgrube. Arch. Psychiatr. **88**, 790–794 (1929).

— f) Anatomie des Mittelhirns. Hb. Neur. I, 474 (1935).

SPERANSKY, A. D.: Grundlagen der Theorie der Medizin. Berlin: Saenger (1950).

SPIELMEYER, W.: a) Histopathologie des Nervensystems. Berlin: Springer (1922).

— b) Über örtliche Vulnerabilität. Z. Neur. **118**, 1 (1928).

STADELMANN: Gutachten über die in der Zeit von Weihnachten bis Neujahr 1911/12 in Berlin vorgekommenen Massenvergiftungen mit Methylalkohol. Vierteljahrsschr. f. gerichtl. Med. 3. Folge **44**, 136 (1912).

STADELMANN und MAGNUS-LEVY: Über die in der Weihnachtszeit 1911 in Berlin vorgekommenen Massenvergiftungen. Bl. klin. Wschr. **49**, 193, 198 (1912).

STADLER, H.: a) Zur Histopathologie des Gehirns bei Manganvergiftung. Z. Neur. **154**, 62 (1935).

— b) Histopathologische Untersuchungen zur Frage der Beziehung zwischen Leber und Gehirnveränderungen. Z. Neur. **154**, 626 (1936).

— c) Die Erkrankungen der Westphal-Wilsonschen Pseudosklerose auf Grund anatomischer, klinischer und erbbiologischer Untersuchungen. Z. Neur. **164**, 538 (1939).

STARK, H.: Günstige Beeinflussung von Intoxikationsamaurose durch Tetrophan. Klin. Wschr. **8/1**, 526 (1929).

STIEF und TOKAY: a) Beiträge zur Histopathologie der experimentellen Insulinvergiftung. Z. Neur. **139**, 434 (1931).

— b) Weitere experimentelle Untersuchungen über die zentrale Wirkung des Insulins. Z. Neur. **153**, 561–572 (1935).

STÖHR, PH., jun.: a) Das peripherische Nervensystem. Hb. d. mikrosk. Anat. VI/1 202–447 (1928).

— b) Zusammenfassende Ergebnisse über die normale und pathologische Histologie der sympathischen Ganglienzelle und der Endapparate des vegetativen Nervensystems. Erg. Anat. **33**, 135–284 (1941).

STRASSMANN, F.: Über die im städtischen Asyl zu Berlin beobachteten Vergiftungen. Dtsche med. Wschr. **38**, 108 (1912).

STRÖHMBERG, C.: 16 Vergiftungsfälle mit Methylalkohol. St. Petersburger med. Wschr. **29**, 421, 433 (1904).

TITRUD, A. u. HAYMAKER: Cerebral anoxia from high altitude asphyxation. Arch. of Neur. **57**, 397–416 (1947). Ref. Ber. Path. **1**, 522 (1949).

TÖBEL, F.: a) Hirnveränderungen nach Histaminschock und kombinierter Insulin-Histamin-Vergiftung bei Katzen. Z. Neur. **180**, 104-117 (1948).

— b) Über eigenartige Hirnschädigungen durch Depotinsulin bei Hunden. Z. Neur. **180**, 569-591 (1948).

TOMITA, JASUSHI: Histopathologische Studien über die Veränderungen des ZNS bei experimenteller Methylalkoholvergiftung. Psychiatr. et Neur. japonica. **43**, 1-26. Ref. Zbl. Neur. **93**, 566 (1939).

TRILLAT, A.: Sur la recherche de l'alcool methylique dans les liqueurs spiritueuses. Cp. rend. acad. sc. **128, 1**, 438-440 (1899).

UHTHOFF, W.: a) Graefe-Saemisch. Handbuch der gesamten Augenheilkunde. Kap. 22, 3. 12. 1901. Zit. bei BIRCH-HIRSCHFELD (1902).

— b) Beitrag zu den Sehstörungen durch Methylalkoholvergiftung. Klin. Mbl. f. Augenheilk. **54**, 48 (1915). Ref. Neur. Zbl. **34**, 946 (1915).

ULBRICHT, J.: Die Folgen des anämiebedingten Sauerstoffmangels im Großhirn. Beiträge path. Anat. **110**, 15-45 (1948).

VIGER: L'année medic. Juin 1877. Zit. bei BIRCH-HIRSCHFELD (1901).

VOGT, C.: Quelque consideration générales a propos du syndromes du corps strié. J. Psychol. **18** Erg. H. **4**, 479-488 (1911).

VOGT, C. u. O.: a) Zur Kenntnis der pathologischen Veränderungen des Striatum und des Pallidum und zur Pathophysiologie der dabei auftretenden Krankheitserscheinungen. Sitzungs-Ber. d. Heidelbg. Akademie d. Wiss. **10**, A, B. 14. Abhdlg. (1919).

— b) Erkrankungen der Großhirnrinde im Lichte der Topistik, Pathoklise und Pathoarchitektonik. Journal psychol. **28**, 1 (1922).

— c) Sitz und Wesen der Krankheiten im Lichte der topistischen Hirnforschung und des Variierens der Tiere. Journal psychol. **47**, 237-457 (1937).

— d) Morphologische Gestaltungen unter normalen und pathogenen Bedingungen. Journal psychol. **50**, 161-524 (1942).

VOGT, E.: Herkunft des Methylalkohols in den Trestern. Hdb. Lebensmittelchem. VII, 171 (1938).

WAGNER-JAUREGG: Zit. bei EPPINGER (1940).

WARBURG, O.: a) Über Eisen, den Sauerstoff übertragenden Bestandteil des Atmungsfermentes. Biochem. Z. **152**, 479-491 (1924).

— b) Über Kohlenoxydwirkung ohne Hämoglobin und einige Eigenschaften des Atemfermentes. Naturwissenschaften **15**, 546 (1927).

WEESE, H.: Vergleichende Untersuchungen über die Wirksamkeit der Giftigkeit der Dämpfe niederer alipathischer Alkohole. Arch. exp. Path. **135**, 118 (1926).

WEIMANN, W.: a) Gehirnveränderungen bei akuter und chronischer Morphiumvergiftung. Z. Neur. **105**, 704-751 (1926).

— b) Intoxikationen. Hdb. Geisteskr. **XI**, 42-96 (1930).

WEIMANN und v. MAHRENHOLTZ: Doppelseitige Linsenkernerweichungen nach akuter Morphiumvergiftung. D. Z. gerichtl. Med. **12**, 296-308 (1928).

WELTE, E.: Über die Zusammenhänge zwischen anatomischem Befund und klinischem Bild bei Rindenprellungsherden nach stumpfem Schädeltrauma. Arch. f. Psyciatr. **179**, 243-315 (1948).

WIDMARK: Die theoretischen Grundlagen und die praktische Verwendbarkeit der gerichtl.-medizinischen Alkoholbestimmung. Urban u. Schwarzenberg (1932).

WIDMARK und BILDSTEN: Die Elimination des Methylalkohols und die Bedingungen für die Kumulation desselben. Biochem. Z. **148**, 325 (1924).

WIRSZUBSKI, A.: Ein Fall von Methylalkoholvergiftung. Medycyna **14**, 450 (1933). Ref. Zbl. Neur. **69**, 237 (1934).

WOLFF, H. G.: The cerebral blood-vessels. - Anatomical principles. Assoc. of Research in nervous and mental diseases. **18**, 29-68 (1938).

WOLFF, J.: Presence de l'alcool methylique dans les jus fermentes de divers fruits. Ct. red. acad. sc. **131, 2**, 1323-1324 (1900).

WOOD und BULLER: Poisoning by wood alcohol. J. of the american med. Ass. **43**, 972 (1904).

WUSTMANN und HALLERVORDEN: Beobachtungen bei Trendelenburgschen Embolieoperationen. Dtsche. Z. Chirurg. **245**, 472-484 (1941).

YANT, W. P. u. SCHRENK: Distribution of methanol in dogs after inhalation and administration by stomach tube an sucutaneously. J. of. industr. hyg. **19**, 337-345 (1937).

ZAMKOWSKY, J. G.: Vergiftung mit Methylalkohol und konsekutiver Blindheit und exitus letalis. Z. Augenheilk. **65**, 237 (1928). Ref. Zbl. Neur. **52**, 57 (1929).

ZATMAN, L. J.: The Effect of Ethanol on the Metabolism of Methanol in Man. Biochem. J. Proceedings, **40**, 67-69 (1946).

ZETHELIUS und WERSEN: Behandlung der Methylalkoholvergiftung, insbesondere der Sehstörung, mit Lumbalpunktion. Mbl. Augenheilk. **65**, 51-63 (1920).

ZIEGLER, S. L.: Die Gefahren für die Augen bei Methylalkoholvergiftung. Brit. journ. of ophthalmol. **5**, 365, 411 (1921). Ref. Zbl. Neur. **28**, 435.

ZILLIG, G.: Neurologisch-psychische Störungen bei Lebererkrankungen. Nervenarzt **18**, 297 (1947).

ZIMMERMANN und MALSCH: Der Methylalkoholgehalt von Obstbranntweinen. Z. Unters. Lebensmittel. **73**, 165-171 (1937). Ref. chem. Zbl. **37/I**, 4703 (1937).

ZÜLCH, K. J.: Hirnödem und Hirnschwellung. Virchows Arch. **310**, 1 (1943).